影像检查技术规范手册
CT分册

主　编　许乙凯　沈　君　郑君惠

科 学 出 版 社
北　京

内 容 简 介

本书共7章，每章分别论述各成像部位CT的扫描技术规范，包括检查前准备、扫描范围、扫描技术和注意事项，配以定位的影像图片，重在说明每个扫描部位的基本技术规范，系统全面、简单实用、图文并茂。本书编写时参考了国内、外最新的影像检查技术规范，旨在为基层影像技术人员的规范化培训和影像技术专业学生提供贴近临床实践的技术参考。

图书在版编目(CIP)数据

影像检查技术规范手册. CT分册 / 许乙凯，沈君，郑君惠主编. —北京：科学出版社，2020.3

ISBN 978-7-03-064219-6

Ⅰ.①影… Ⅱ.①许… ②沈… ③郑… Ⅲ.①计算机X线扫描体层摄影—影象诊断—技术规范—手册 Ⅳ.①R445-65

中国版本图书馆CIP数据核字（2020）第007876号

责任编辑：程晓红 /责任校对：樊雅琼

责任印制：赵 博 /封面设计：吴朝洪

科学出版社 出版

北京东黄城根北街16号

邮政编码：100717

http://www.sciencep.com

北京中科印刷有限公司印刷

科学出版社发行 各地新华书店经销

*

2020年3月第 一 版 开本：850×1168 1/32

2025年4月第七次印刷 印张：4 3/4

字数：100 800

定价：56.00 元

(如有印装质量问题，我社负责调换)

本书得到“广东省省级科技计划项目
（编号2015B010131011）”的支持：
基于医学图像大数据的肿瘤精确诊断系统

广东省放射医学诊断质量控制中心

编著者名单

主　编

许乙凯（南方医科大学南方医院）
沈　君（中山大学附属孙逸仙医院）
郑君惠（广东省人民医院）

副主编

魏新华（广州市第一人民医院）
陈汉威（番禺区人民医院）
唐秉航（中山市人民医院）
刘　源（汕头大学附属第一医院）
蓝博文（惠州市人民医院）
严承功（南方医科大学南方医院）

编委会委员（以姓氏笔画为序）

王　劲（中山大学附属第三医院）
毛　俊（珠海市人民医院）
全显跃（南方医科大学珠江医院）
刘　岘（广东省中医院）
刘　波（广东省中医院）
刘　源（汕头大学附属第一医院）
江桂华（广东省第二人民医院）
许乙凯（南方医科大学南方医院）
严承功（南方医科大学南方医院）
李晚君（广州市中医院）

李子平（中山大学附属第一医院）
李鹤虹（广州市妇女儿童医疗中心）
吴政光（广东省第二人民医院）
邹玉坚（东莞市人民医院）
沈　君（中山大学附属孙逸仙医院）
宋国军（南方医科大学附属第五医院）
张向群（南方医科大学中西医结合医院）
陈　曌（南方医科大学南方医院）
陈汉威（番禺区人民医院）
林　洁（南方医科大学南方医院）
周　全（南方医科大学附属第三医院）
周智洋（中山大学附属第六医院）
郑君惠（广东省人民医院）
孟志华（粤北人民医院）
胡秋根（顺德区人民医院）
高明勇（佛山市人民医院）
唐秉航（中山市人民医院）
梁　文（南方医科大学珠江医院）
谢传淼（中山大学附属肿瘤医院）
蓝博文（惠州市人民医院）
谭理连（广州医科大学附属第二医院）
魏新华（广州市第一人民医院）

编　者（以姓氏笔画为序）

王君玲　刘　艳　刘　鑫　李典育　杨蔓蔓
吴佳芳　张菁菁　张梓雄　陈文迪　林　洁
罗婉莉　罗朝亮　黎依文

前　言

随着影像诊断学科的快速发展，影像技术扫描规范越来越受到重视，我们在广东省卫健委医政处的指导下，结合广东省放射医学诊断质量控制中心多年的质控实践，参考2017年中华放射学会质量和安全管理专业委员会的技术规范和相关国内外最新临床指南，结合广东省各大高校和大医院的临床最新经验，编写了本套《影像检查技术规范手册》。本书为《影像检查技术规范手册：CT分册》，按系统分章，在每一章中分别论述各成像部位的扫描技术规范，包括检查前准备、扫描范围、扫描技术和注意事项，配以定位的影像图片，重在说明每个扫描部位的基本技术规范。本书做成便于随身携带和查阅的工具书，旨在帮助基层影像技术人员规范扫描技术，推动不同医院之间影像检查扫描技术的同质化，为进一步实现影像诊断报告互认奠定坚实基础。

本书具有简单、实用和图文并茂的特色，可作为各级医院影像科医师的临床工具书，也可作为影像技术专业教学的补充教材或选修教材，以及医学生的继续教育读物。

由于编写时间较紧，不足之处在所难免，恳请前辈和同道们给予批评指正。

编者

2019年9月

目　录

第一章

CT检查前准备

一、设备准备

1. 检查室按照各类型设备的要求提供适宜的温度和湿度。

2. 依照CT设备开机的要求按步骤操作。

3. 按设备要求预热X线管。

4. 建议按设备要求进行空气校正。

5. 建议确保有足够的存储空间。如果有PACS系统，需要确保数据传输通畅。

6. 确保高压注射器处于完好待用状态。

7. 确保影像交付介质处于正常状态。

8. 确保铅衣、铅毯、铅帽等防护物品的正常配制及使用。

9. 定期做好CT设备的预防性维护（设备状态维护）。

10. CT室配备常规急救器械和药品。

二、受检者准备

1. 受检者检查前，去除被检部位的金属饰品或可能影响X线穿透力的物品，嘱受检者在扫描过程中保持体位不动。

2．不合作的受检者（如婴幼儿、躁动不安或意识障碍者），在扫描前给予镇静剂。如婴幼儿可自行睡着或配合检查，可不用药物镇静。

3．根据检查部位做好检查前相关准备。胸部、腹部检查前进行屏气训练，保证扫描时胸部、腹部处于静止状态；胃肠道检查前饮水（具体饮水时间及饮水量请参考胃肠道检查相关章节）；颈部和喉部检查前告知受检者不能做吞咽动作；眼部检查前告知患者闭上双眼，尽量保持眼球不动，不能闭眼者让其盯住正前方一个目标。

4．小儿影像检查的镇静药物选择和镇静程序

（1）原则：消除紧张和避免过度体位变动。

（2）目标：保证患儿安全，控制焦虑行为和运动，获得诊断满意的影像。

（3）评估：医师在镇静前必须评估患儿健康状况，特别是呼吸道状况和身体状态评估分级，内容应包括年龄，体重，健康史（包括药物史、疾病史等），心、肺功能，生命体征，体格检查等。

（4）对象：不能配合相关放射检查需要行镇静处理的患儿，家属签署知情同意书，患儿常规禁食。

（5）处方用药

1）首选口服10%水合氯醛溶液0.5ml/kg，一般10～30分钟后会入睡，如果患儿40分钟依然不能入睡，可追加口服10%水合氯醛溶液0.2～0.3ml/kg（只可追加一次），同时注意呼吸抑制。

2）首选药物镇静失败的补救措施（注意：以下程序须麻醉专科医师开具处方和监护）：追加口服后20分钟依然不能入睡者，可使用右美托咪定1～2μg/kg滴鼻，

婴儿酌减。一般滴鼻后5～10分钟可入睡，维持1～1.5小时。适用于高呼吸道风险小儿的镇静，但仍存在呼吸道风险，所以麻醉专科医师和专科护士对呼吸的监测必不可少。

以上方法依然不能入睡者，做好6小时以上禁食准备，请麻醉专科医师按深度镇静进行处理及监护。

三、操作者准备

1．掌握基本的影像诊断知识，能根据受检者的特点、诊断的需要设置个性化的扫描流程与参数。

2．熟练掌握CT机的性能和特点。

3．落实“查对”制度。

4．向受检者做好解释工作，消除其顾虑和紧张情绪，检查时取得患者配合。

5．能够及时发现检查过程中受检者的异常情况。熟练掌握心肺复苏术，在受检者发生意外时能及时参与抢救。

6．熟悉影像危急值的范围。

7．图像采集和重建参数符合影像诊断的需求。

8．人工发放结果时，须再次核对受检者的相关信息。

9．建议按医生与设备比例（3～4）:1，技术人员与设备比例（3～4）:1，合理规划影像科室工作人员人数。

四、CT对比剂使用注意事项

1．在远离X线辐射源、免受辐射的环境中储藏对比剂；室温储藏，不超过30℃。

2．检查当日的早晨将当日要用的碘对比剂放入恒温箱中，使用后及时补充一批对比剂至恒温箱进行预热，每次使用时拿取最先放进去的对比剂。

3．使用前检查产品容器保证无破损，对比剂无颗粒物、无沉淀物，用不透光恒温箱将对比剂加热至37℃，增加受检者舒适度和耐受性。对比剂在开瓶或抽入高压注射器针筒后，最长放置时间不应超过4小时。

4．注意排净高压注射器连接患者套管针的连接管中的空气。

5．器官成像强化程度取决于碘总量，血管造影取决于碘流率。

碘流率（IDR）＝对比剂浓度×对比剂注射速度

碘总量（TIL）＝对比剂浓度×对比剂注射速度×时间＝对比剂浓度×对比剂体积

在固定注射方案下，使用高浓度对比剂提高图像质量和诊断效力（提高碘流率或碘总量）；结合低keV技术及迭代算法，可利用对比剂K-edge效应达到降低辐射剂量及提高对比剂强化效率的目的。

在个体化注射方案下，使用高浓度对比剂能用更低的注射速度和对比剂用量获得相同的图像质量（维持恒定的碘流率或碘总量）。

6．签署“含碘对比剂使用知情同意书”，对受检者进行健康教育：检查的目的、流程、时间、水化方式、注意事项及输注对比剂后可能出现的正常及异常现象。

7．明确禁忌证和危险因素

（1）绝对禁忌证：甲状腺功能亢进症未行治疗者。

（2）慎用对比剂：严重肾功能不全；心肺疾病；妊娠和哺乳期妇女；副蛋白血症，包括骨髓瘤等；高胱氨酸尿。

（3）风险人群：①既往使用碘对比剂出现中度（如荨麻疹、支气管痉挛、中度低血压）或重度（如抽搐、重度支气管痉挛、肺水肿、心血管性虚脱）过敏样不良反应者；②不稳定性哮喘者；③糖尿病，特别是糖尿病肾病者；④使用肾毒性药物或其他影响肾小球滤过率药物或肾功能不全者；⑤心肺疾病者：高血压、肺动脉高压、充血性心力衰竭等；⑥痛风者；⑦有其他药物不良反应或过敏史者；⑧脱水或血容量不足者；⑨血液疾病者：镰状细胞贫血、红细胞增多症和多发性骨髓瘤；⑩高胱氨酸尿者；⑪甲状腺功能亢进症正在治疗康复者，需咨询内分泌科医师是否可以使用，若可以，建议使用能满足诊断需要的最低剂量，并注意密切观察；⑫特殊人群，如70岁以上老年人，新生儿，婴儿、幼儿，妊娠和哺乳期妇女。

（4）推荐使用非离子型次高渗或等渗碘对比剂，碘对比剂的最大使用剂量可参考Cigarroa计算公式：5ml×体重（kg）/血清肌酐（mg/dl）（总量不超过300ml）。

（5）为提高诊断效率，可能会在同日注射碘对比剂和钆对比剂进行增强CT和MR。为降低潜在肾毒性，推荐遵循以下原则（欧洲泌尿生殖放射学会对比剂指南V10.0手册）：

肾功能正常或中度降低的患者［GFR＞30ml/（min·1.73m^2）］：给药后4小时，钆对比剂和碘对比剂的排泄率达到75%，碘对比剂和钆对比剂注射的间隔应达到4小时。两次碘对比剂注射的间隔应达到4小时。

肾功能重度降低的患者［GFR＜30ml/（min·1.73m^2）或接受透析］：碘对比剂和钆对比剂注射的间隔应达到7天。两次碘对比剂注射的间隔应达到48小时。

钆对比剂的X线衰减效果明显，排泄至泌尿道时可能会导致CT结果被错误解读。进行腹部检查时，应在增强MR检查前进行增强CT检查。进行胸部和脑部检查时，进行增强CT或增强MR的顺序可以不分先后。

8. 除接受乳房根治术和腋下淋巴结清扫术的患者应选择健侧上肢进行穿刺外，在进行头颅、颈动脉及肺动脉等CT血管造影（CTA）检查时，与左上臂相比，经右上臂肘静脉注射对比剂结合足够生理盐水（80～100ml）推注，推注过程保持双上肢和肘关节在外上伸展位置，可减少对比剂在上腔静脉内残留与硬化伪影的形成，以获得更好的图像质量。

9. 推荐受检者检查前6～12小时至检查后24小时内水化，尤其是高危患者，以预防对比剂诱导急性肾损伤。

（1）静脉补液：动脉用药受检者，用药前6～12小时静脉补充生理盐水或5%葡萄糖溶液＋154mmol/L的碳酸氢钠，注射速度≥100ml/h；注射对比剂后静脉补液≥100ml/h，持续24小时。

（2）口服补液：静脉用药受检者推荐口服补液，注射对比剂前4～6小时开始，持续到注射后6～24小时，口服清水或生理盐水，100ml/h。

（3）提倡充分口服补液以提高预防对比剂肾病的效果，透析患者不需要或仅需极少量口服补液。

10. 对比剂药物不良反应大多为轻度反应，重度不良反应最初可表现为轻、中度，几乎全部都在对比剂注射后即刻或30分钟内发生。检查后让受检者在留观区密切观察30分钟后，拔出留置针，按压穿刺点10分钟，无异常方可离开。同时，要防止急性不良反应和迟发性不良反应的发生并启动应急反应系统；按照程度对症治疗和用药；为心搏骤停患者提供即时高质量心肺复苏；及时做好记录并按要求上报。

五、妊娠和哺乳期妇女CT检查

原则上不提倡妊娠妇女行CT检查，若病情危及生命安全，必须行CT检查时，应当向受检者本人及家属耐心解释本项检查具有X射线辐射，X线可以导致胎儿畸形等多种病变，如受检者同意接受本次检查，并承担此项检查可能带来的不良后果，指导其签署知情同意书。同时，技术人员应为妊娠妇女穿戴适当防护用品，在保证图像质量的前提下严格控制照射时间及剂量，以尽量减少辐射。

孕妇可以使用含碘对比剂。妊娠期间母亲使用对比剂，胎儿出生第一周期间应该检查新生儿的甲状腺功能。目前资料显示碘对比剂极少分泌到乳汁中，因此使用对比剂不影响哺乳（中华医学会放射学分会对比剂安全使用工作组《碘对比剂使用指南（第2版）》）。

六、CT检查间及设备清洁消毒方案

1.检查间消毒方案

（1）消毒剂的选择：推荐使用高强度紫外线对设备检查间定期消毒，配合使用空气循环消毒机对检查间进行空气循环。不建议用喷雾剂来消毒医疗设备室，这样可能会使消毒剂蒸汽渗入设备内部，引起短路或者腐蚀。

（2）消毒的进行

地面消毒：普通机房地面消毒用500mg/L含氯消毒

液，发热门诊专用机房地面消毒用2000mg/L含氯消毒液擦拭消毒，每天至少2次，遇到污染随时消毒。

空气消毒：建议使用空气消毒机、紫外线灯照射消毒等方式对扫描间的空气进行消毒；操作中可使用循环空气消毒机持续消毒，无人状态下持续使用紫外线照射消毒，每次60分钟，每日3次。也可以使用过氧化氢空气消毒机喷雾进行终末消毒。对发热门诊机房须每天进行终末消毒。消毒完毕后开门开窗通风。

2.设备消毒方案　消毒的部位包括控制台、机架、检查床和附件，重点为经常与患者接触部位。

普通机房设备可用250～500mg/L的含氯消毒液擦拭消毒，或者使用含醇的一次性消毒湿巾，清洁消毒一次完成，每天至少2次。遇污染随时消毒，有肉眼可见污染物时应先使用一次性吸水材料清除污染物，然后常规消毒。发热门诊专用设备首选2000mg/L的含氯消毒液擦拭消毒，不耐腐蚀的使用75%乙醇擦拭，每位患者做完检查后进行消毒。

（刘　鑫　李鹤虹）

第二章

头 颈 部

第一节 头 部

一、检查前准备

受检者检查前，去除头部的金属饰物或可能影响X线穿透力的物品，嘱受检者在扫描过程中保持体位不动。

二、扫描技术

1. 平扫 采用轴位扫描或螺旋扫描方式，管电压120kV，有效管电流200～250mAs，层厚5～7mm，层间距5～7mm。

（1）体位：取仰卧位，头部置于检查床头架内或枕头上，头部正中矢状面与检查床正中线重合，听眦线垂直于检查床。

（2）扫描范围：自颅底至颅顶（图2-1）。

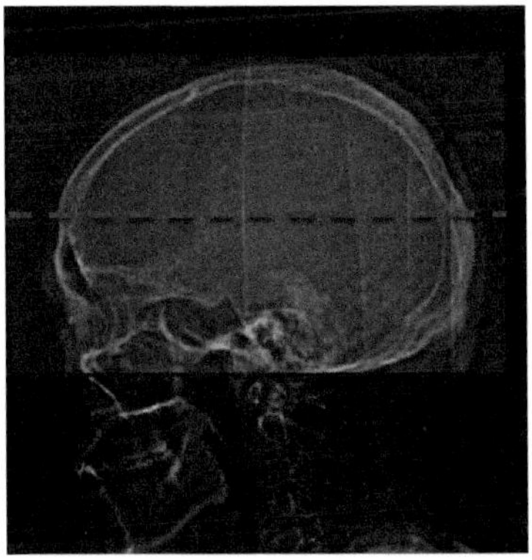

图2-1 头部CT扫描范围

2. 常规增强 扫描参数与常规平扫相同，采用高压注射器经静脉团注碘对比剂，流率为2.0～3.0ml/s，成人用量60～100ml。根据病变的性质设置头部增强的延迟扫描时间，动脉期为25～30秒，静脉期为50～65秒。

3. 常规三维图像重组　用薄层横断面数据进行多平面重组（MPR），可获得脑组织的冠状位、矢状位、斜位图像。运用表面遮盖法（shade surface displayment，SSD）或VR法可显示颅骨的骨折线、病变与周围解剖结构的关系。

三、注意事项

1. 对于头部CT检查，头部位置摆正与制动非常重要。对于不能配合的受检者（如婴幼儿、躁动不安或意识障碍者），在CT扫描前应请临床医师给予镇静并要求受检者家属陪同。

2. 婴幼儿行CT增强扫描碘对比剂应根据患者体重适量减少，原则上不超过2ml/kg，注射流速应≤2ml/s。

第二节　鞍　　区

一、检查前准备

鞍区检查前准备同头部CT扫描，去除鞍区金属饰物或可能影响X线穿透力的物品。

二、扫描技术

1. 平扫　采用螺旋扫描方式，管电压100～120kV，

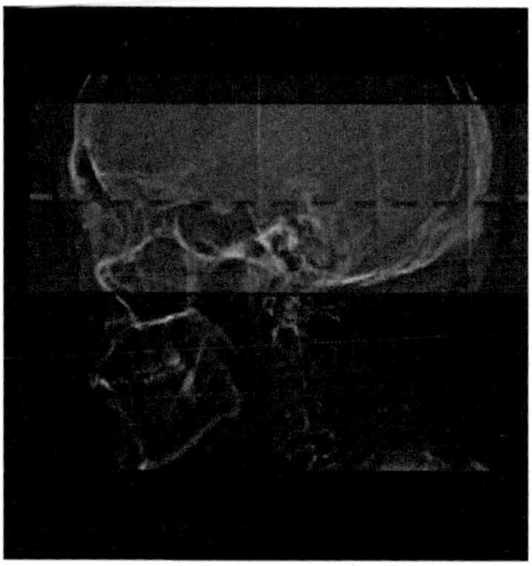

图2-2 鞍区CT扫描范围

有效管电流200～250mAs，层厚≤3mm，层间距≤3mm。

（1）体位：仰卧位，头部置于头架内或枕头上，受检者体位同颅脑轴面扫描，扫描基线可用听眶线或听眦线。

（2）扫描范围：自颅底至鞍顶（图2-2）。

2. 常规增强扫描 扫描参数与常规平扫相同，采用高压注射器经静脉团注碘对比剂，流率为2.0～3.0ml/s，成人用量60～100ml。首先行CT平扫确定扫描范围，延迟时间一般设为注射对比剂后25～30秒和65～70秒。

3. 重组 需重组鞍区冠状位、矢状位图像，重组层厚及层间距≤3 mm，重组范围包全鞍区及整个病灶。

三、注意事项

此部位检查注意事项同头部CT扫描。

第三节 眼 部

一、检查前准备

检查前去除眼镜、义齿和耳部饰品等，嘱患者扫描过程中闭上双眼，不能闭眼者让其凝视不动，尽量保持眼球固定。

二、扫描技术

1. 平扫 采用螺旋扫描方式，管电压100～120kV，有效管电流50～250mAs（可根据不同机型的低剂量模式自行调整），层厚≤1.25mm，层间距≤1.25mm。

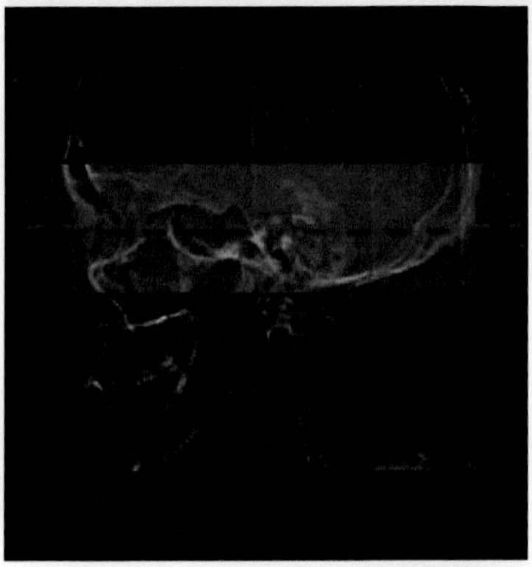

图2-3 眼部CT扫描范围

（1）体位：仰卧位，两外耳孔与床面等距，正中矢状位与床面中线重合，扫描基线平行于听眶下线。

（2）扫描范围：自眶下缘至眶上缘，包全眼眶和病灶（图2-3）。

2. 常规增强扫描 采用高压注射器经静脉团注碘对比剂，流率为2.0～3.0ml/s，成人用量60～100ml。普通增强检查延迟35～45秒；血管性病变采用动静脉双期增强扫描，动脉期延迟25秒，静脉期延迟70秒。

3. 重建 采用基于薄层双侧对称的MPR图像；常规重建重组横断位和冠状位图像。必要时平行于视神经行双眼眶的斜矢状位重组。眼球内异物定位时，通常需采用横断位、冠状位和矢状位结合定位。外伤或骨性病变以骨算法图像为主，其他病变以软组织算法图像为主。

三、注意事项

1. 本部位检查注意事项同头部CT扫描。

2. 建议使用矩阵≥512×512；算法包括骨算法（窗宽3000～4000Hu，窗位500～700Hu）和软组织算法（窗宽250～400Hu，窗位40～60Hu）。

3. 如要检查眼球和视神经的细小病变，采用最薄层厚（≤1.5mm），层间距小于层厚CT扫描。

4. 儿童要参照低剂量要求以确定扫描方案。

（王君玲）

第四节 鼻、鼻窦、鼻咽部

一、扫描技术

1. 平扫 采用螺旋扫描方式。

（1）体位：仰卧位，听眶线与床面垂直，正中矢状位与床面中线重合。扫描基线为听眶线。

（2）扫描范围：鼻窦，从眉弓上缘至牙齿咬合面（图2-4）；鼻咽，自咽喉顶上壁至口咽水平（图2-5）。

2. 增强 采用螺旋扫描方式，对比剂注射后45秒

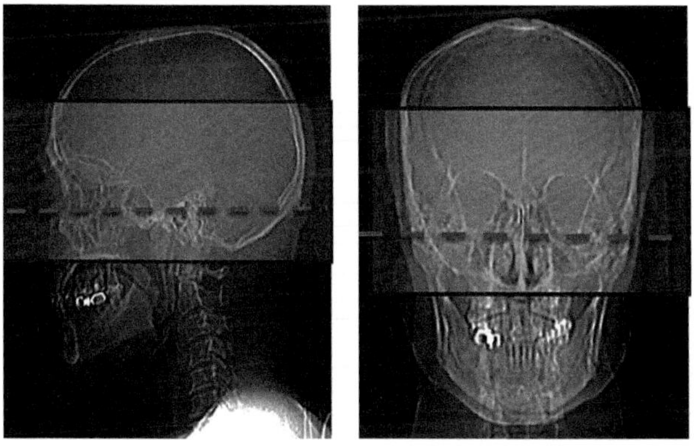

图2-4 鼻、鼻窦扫描范围

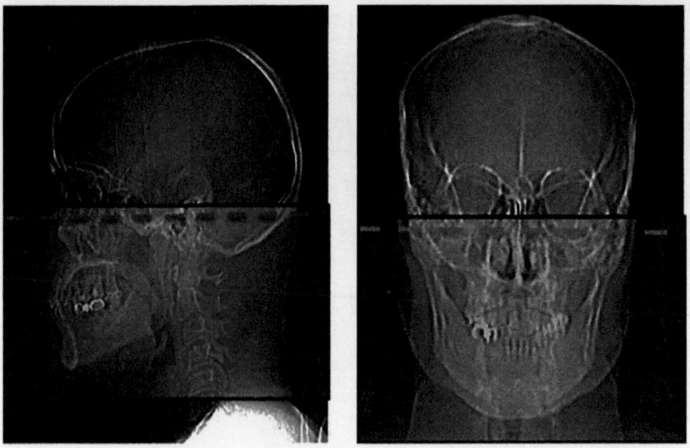

图2-5 鼻咽扫描范围

左右扫描，范围与平扫一致。

3. 图像处理 重建软组织图像；冠状位、矢状位重组。

二、注意事项

对外伤及肿瘤侵犯骨组织的患者，增加骨算法骨窗重建及冠状位、矢状位重组，增加容积重组（VR）。

第五节 颞骨、内耳

一、扫描技术

1. 平扫 采用螺旋扫描方式，使用空间分辨率最高的协议进行扫描。

（1）体位：仰卧位，头部置于头架内，两外耳孔与床面等距，取标准的头颅前后位。

（2）扫描范围：颞骨岩部顶至乳突尖（图2-6）。

2. 增强 采用螺旋扫描方式，对比剂注射后45秒

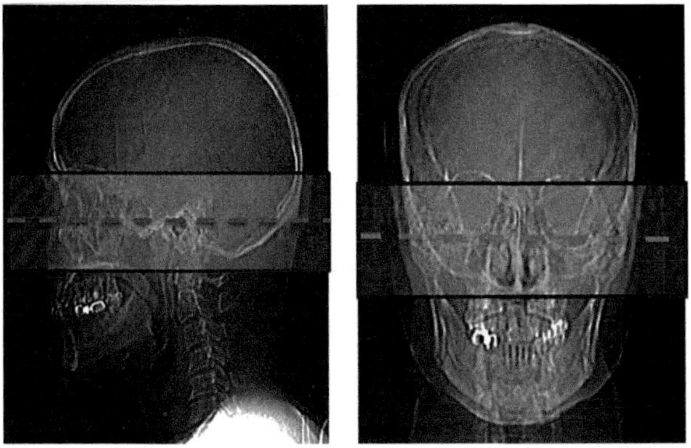

图2-6　颞骨、内耳扫描范围

左右扫描，范围与平扫一致。

3. 图像处理　采用骨窗无间隔重建最薄图像，层厚<1mm，层间距≤层厚；并分开左右进行放大重建；斜冠状位重组。

二、注意事项

1. 对占位及炎症患者，应增加软组织窗重建及重组。

2. MPR方位：横断面重组基线平行于水平半规管；冠状位重组基线垂直于水平半规管；斜矢状位重组分别平行于同侧面神经管鼓室段；矢状位重组基线平行于正中矢状位或根据需要进行其他断面或曲面重组，如听力障碍者可行听骨链功能状态层面的重组（镫骨斜位、杠杆层面等），面神经功能障碍者可行面神经管迷路段、水平段、垂直段同层显示图像的重组。技术参考2017年《耳部CT和MRI检查及诊断专家共识》。

第六节　颌 面 口 腔

一、扫描技术

1. 平扫　采用螺旋扫描方式。

（1）体位：仰卧位，听眶线与床面垂直，正中矢状面与床面中线重合。扫描基线为听眶线。

（2）扫描范围：舌骨水平至额窦（图2-7）。

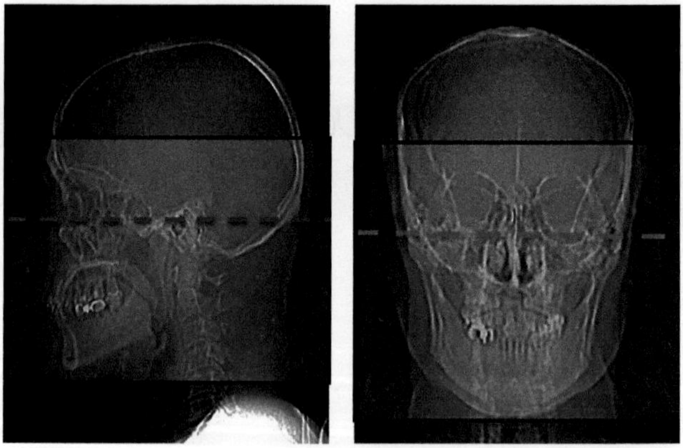

图2-7　颌面口腔扫描范围

2. 增强　采用螺旋扫描方式，对比剂注射后45秒左右扫描，范围与平扫一致。

3. 图像处理　同时重建软组织窗、骨窗图像；冠状位、矢状位重组。

二、注意事项

对外伤及肿瘤侵犯骨组织的患者，增加容积重组。

第七节 喉 部

扫描技术

1. 平扫 采用螺旋扫描方式。

（1）体位：仰卧位，头稍后仰，使颈部与床面平行，同时两肩放松，两上臂置于身体两侧，两外耳孔与床面等距。

（2）扫描范围：喉部扫描范围从第4颈椎向下扫描，或直接对准喉结扫描（图2-8），扫描时嘱受检者连续发字母“E”音。

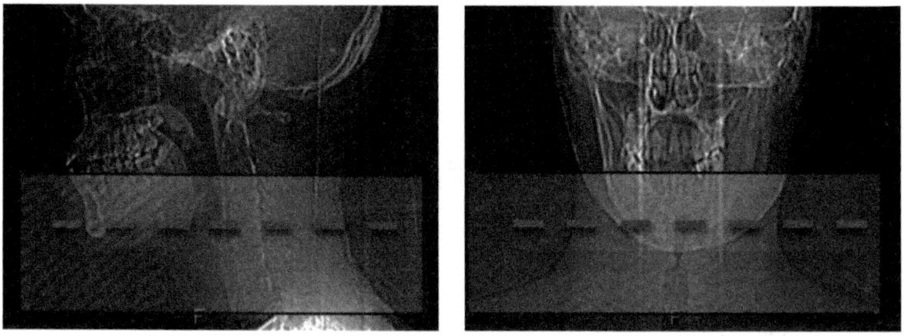

图2-8 喉部扫描范围

2. 增强 采用螺旋扫描方式，对比剂注射后35秒左右扫描，范围与平扫一致。

3. 图像处理 重建软组织图像；冠状位、矢状位重组。

第八节 甲 状 腺

扫描技术

1. 平扫 采用螺旋扫描方式。

（1）体位：仰卧位，头稍后仰，使颈部与床面平行，同时两肩放松，两上臂置于身体两侧，两外耳孔与床面等距。

（2）扫描范围：从第5颈椎下缘至第1胸椎（图2-9）。

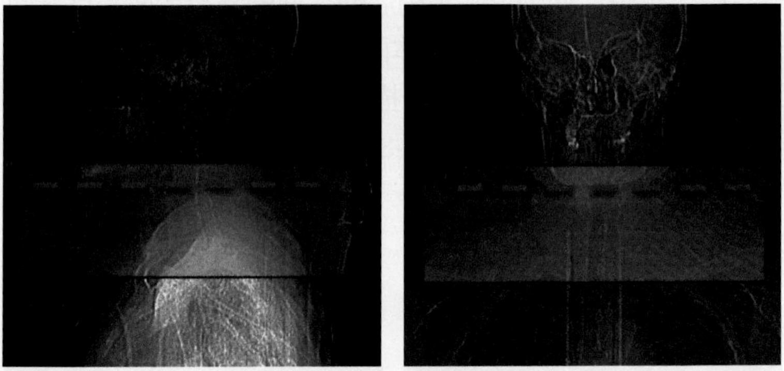

图2-9 甲状腺扫描范围

2. 增强 采用螺旋扫描方式，对比剂注射后35秒左右扫描，范围与平扫一致。

3. 图像处理 重建软组织图像；冠状位、矢状位重组。

第九节 颈部软组织

一、扫描技术

1. 平扫 采用螺旋扫描方式。

（1）体位：仰卧位，头稍后仰，使颈部与床面平行，同时两肩放松，两上臂置于身体两侧，两外耳孔与床面等距。

（2）扫描范围：从枕骨大孔至第1胸椎（图2-10）。

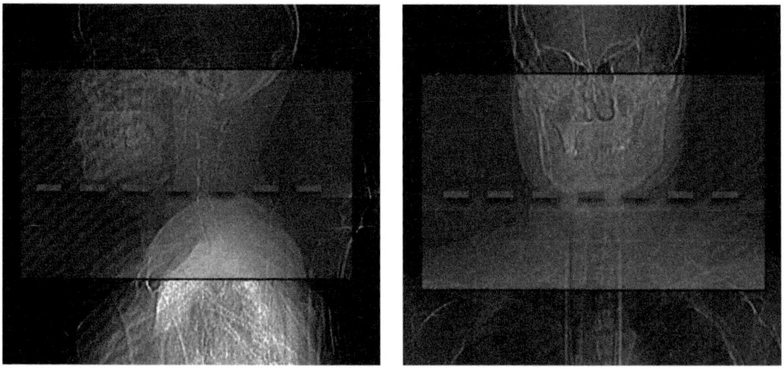

图2-10 颈部扫描范围

2. 增强 采用螺旋扫描方式，对比剂注射后35秒左右扫描，范围与平扫一致。

3. 图像处理 重建软组织图像；冠状位、矢状位重组。

二、注意事项

1. 对外伤及肿瘤侵犯骨组织的患者，增加骨算法骨窗重建及冠状位矢状位重组，增加容积重组。

2. 对吞食异物的患者可以结合仿真内镜（VE）及最大密度投影（MIP）进行观察。

（黎依文）

第三章

肺及纵隔

一、检查前准备

嘱患者扫描时根据语音提示深吸气和屏住呼吸，必要时进行呼吸训练。

二、扫描技术

1. 平扫

（1）体位：头先进，仰卧位，双上肢伸直上举抱头。

（2）定位：扫描起始线对准肩锁关节上缘，侧面定位线对准腋中线。

（3）扫描范围：胸部（肺、纵隔）的扫描范围自胸廓入口至肾上腺下缘（图3-1）。

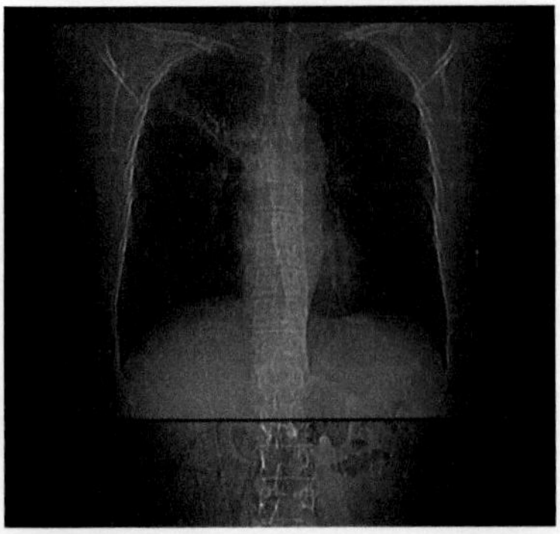

图3-1 胸部（肺、纵隔）定位像

2. 增强　依据患者体重以1ml/kg的比例注射对比剂，速率2～3ml/s，注射完后延迟一定时间再进行扫描，扫描延迟时间如下。

动脉期：20～30秒；实质期：45～55秒。

3. 重建　重建层厚5～7mm，重组图像层厚≤1mm，层间隔≤层厚；重建算法：肺窗（高分辨），纵隔窗。

三、图像后处理

1. 胸部MPR冠状位及矢状位，如图3-2所示。

2. 肋骨扫描须追加VR重建，如图3-3所示。

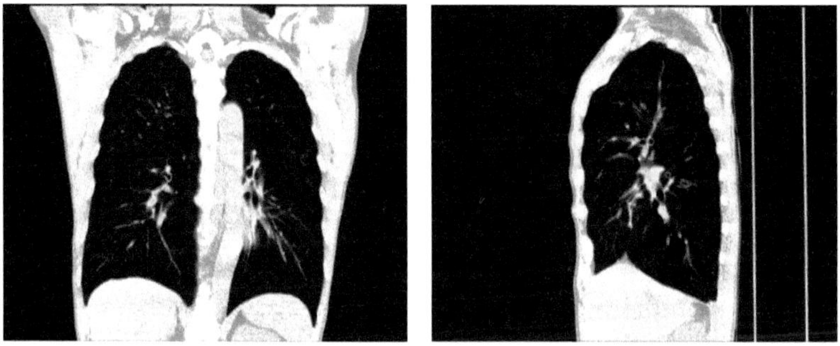

图3-2　胸部（肺、纵隔）的MPR重建

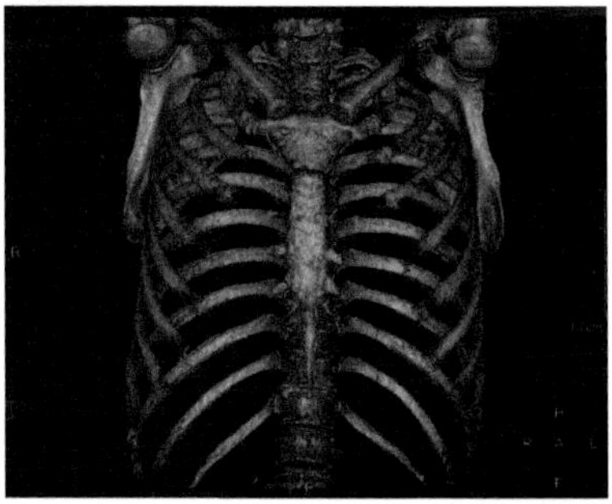

图3-3　肋骨的VR重建

四、注意事项

1. 肺弥漫性、间质性病变及可疑支气管扩张时，可采用高分辨率扫描模式，层厚及层间距均为0.6～1.0mm，采用高分辨率算法重建。

2. 驼背或不宜仰卧者，对少量胸腔积液和胸膜肥厚进行鉴别诊断者可采用俯卧位。

（李典育）

第四章

心脏及大血管

第一节　心　　脏

一、检查前准备

1. 询问患者病史情况，了解是否进行过心脏相关手术，确保患者无检查禁忌证。

2. 镇静：新生儿及不能配合的受检者口服或从肛门给予10%的水合氯醛溶液0.4～0.5ml/kg镇静。

3. 安装心电图电极并连接心电装置。

4. 除婴幼儿外，需要对受检者进行呼吸训练。若受检者在镇静状态不能屏气，可以通过捆扎胸部束带抑制胸式呼吸，然后再进行扫描。

5. 辐射防护：由于受检者中婴幼儿多见，辐射损伤带来的风险增加，可在头颅、颈部、腹腔、盆腔分别用铅衣片进行防护。

二、扫描技术

1. 平扫

（1）体位：仰卧位，头先进，两臂上举抱头，身体置于床面正中，侧面定位像对准人体正中冠状面。

如果受检者为镇静后的婴幼儿，可将上臂自然放于体侧。

（2）扫描范围：胸廓入口至左膈下5cm（图4-1）。

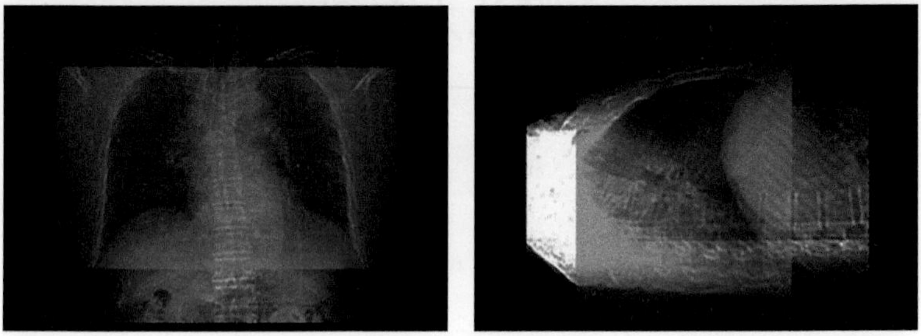

图4-1 心脏扫描范围

2. *对比剂用法* 通常采用含碘350mg/ml的非离子型对比剂，婴幼儿可根据疾病和体重，将对比剂稀释为含碘量150～250mg/ml或降低注射流率。根据扫描方式成人用量为30.0～80.0ml，婴幼儿用量为1.5～2.0ml/kg。5岁及以下受试者注射流率为1.0～2.0ml/s，5岁以上注射流率为2.0～3.0ml/s。为避免无名静脉内高浓度对比剂对周围结构显示的干扰，尽量选择右侧上肢静脉或右侧下肢静脉注射对比剂；随后用80～100ml生理盐水按同样速度冲洗。

3. *扫描方案*

（1）小剂量测试法：注射对比剂，进行ROI同层动态扫描，测量ROI的时间-密度曲线，对于复杂先天性心脏病的受检者，须在肺动脉层面测量肺动脉和主动脉2个ROI，两者均强化即为扫描延迟时间。

（2）监测触发：设定肺动脉层面作为连续曝光层面，并选择对比剂观察ROI（肺动脉和主动脉2个ROI），注射对比剂后，实时观察ROI CT值上升情况，当CT值均达100 ～ 150Hu后，手动触发，延迟3 ～ 5秒屏气时间扫描。

（3）延迟扫描：对心内结构存在复杂畸形者（如心内膜垫缺损、单心室等）加扫第二期，扫描延迟时间为注射对比剂后35 ～ 45秒，即第一期扫描后的8 ～ 15秒。

三、心脏图像质量要求及图像重建技术

1. 图像质量要求　心脏充盈显影良好，与周围组织对比明显，边界清楚，边缘清晰锐利，无高浓度对比剂引起的发射状高密度伪影或不规则低密度伪影。

2. 图像重建技术　主要有VR、MPR、MIP 3种，不同方式的重建观察侧重点不同。VR系统观察整个心脏和大血管的关系及空间位置，显示直观立体。MIP观察局部的解剖结构和变异，层厚通常选择5 ～ 10mm。MPR要求的截面位置较多，一般包括水平长轴位、垂直长轴位、短轴位、左心室流入道位、左心室流出道位、右心室流出道位、二尖瓣截面、主动脉瓣位等，如图4-2、图4-3、图4-4所示。

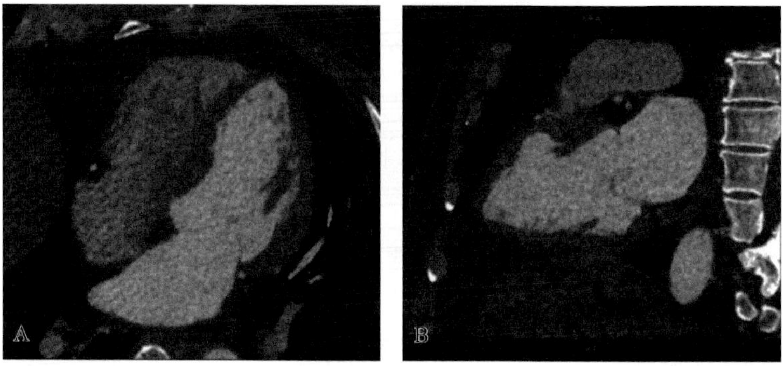

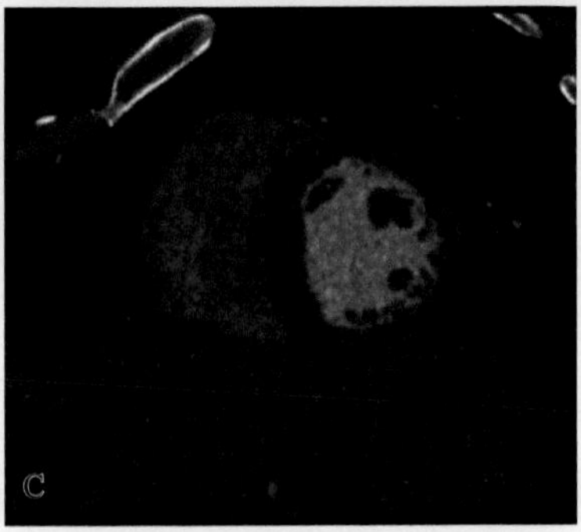

图4-2 MPR重建图（1）

A.水平长轴位；B.垂直长轴位；C.短轴位

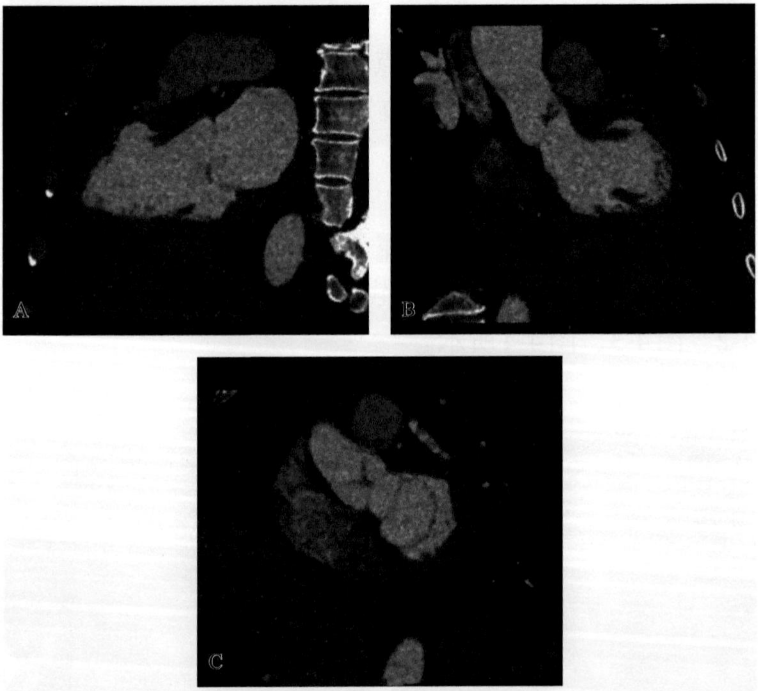

图4-3 MPR重建图（2）

A.左心室流入道；B.左心室流出道；C.二尖瓣截面

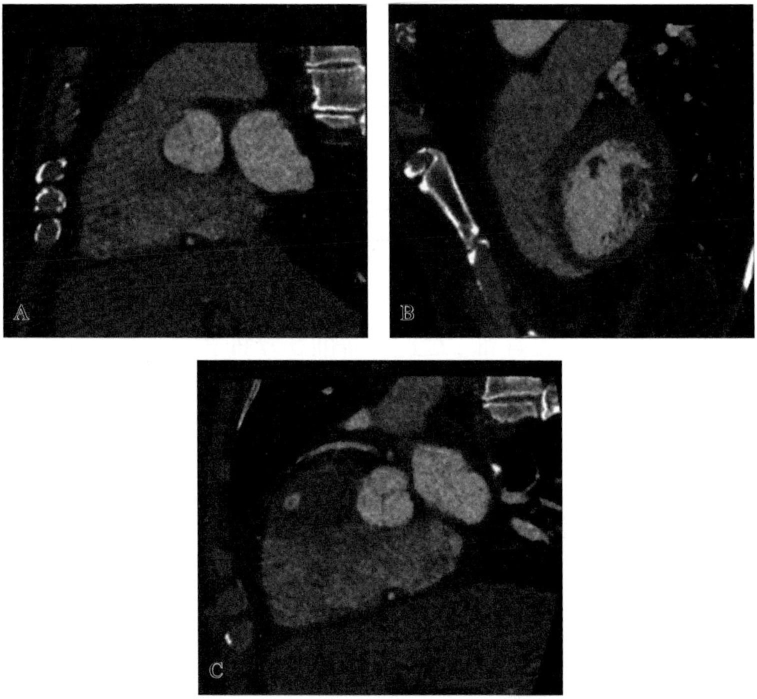

图4-4　MPR重建图（3）

A、B. 右心室流出道；C. 主动脉瓣截面

四、注意事项

新生儿、幼年患者及不能配合的受检者建议在家属陪同下完成该项检查，陪护人需要做好辐射防护。

第二节　冠 状 动 脉

一、检查前准备

1. 询问患者病史情况，了解患者是否进行过心脏相关手术，确保患者无检查禁忌证。

2. 安装心电图电极并连接心电装置。

3. 训练患者呼吸及屏气，观察并记录患者屏气时的心率情况。

4. 控制心率：对于64排CT，要求将心率控制在70次/分以下；对于后64排CT，根据设备性能要求心率低于90次/分。对心律失常如频发期前收缩和心房颤动者，视心室率快慢及临床医师和患者的意愿而决定是否进行扫描。

5. 使用硝酸甘油：CT扫描前5分钟舌下含服硝酸甘油片剂0.5mg，或扫描前1分钟使用舌下硝酸甘油喷剂。但是，硝酸甘油的使用改变了患者冠状动脉正常生理状态，是否影响了诊断的准确性，目前尚有争议。硝酸甘油的使用具体请参考药品说明书。

二、扫描技术

1. 平扫

（1）体位：仰卧位，头先进，两臂上举抱头，身体置于床面正中，侧面定位像对准人体正中冠状面。

（2）扫描范围：①冠状动脉钙化积分（coronary artery calcification score，CACS）扫描及常规冠状动脉CTA扫描范围从气管隆嵴到心脏膈面，左右各大于心缘两侧1～2cm，包括整个心脏（图4-5）。②冠状动脉旁路移植术后复查的扫描范围为从锁骨到心脏膈面，包括整个胸骨、心脏大血管（图4-6）。

2. 心电前瞻门控扫描及心电回顾门控扫描。

3. 对比剂注射方案

（1）对比剂用量及碘流率：推荐使用80～100ml对比剂，根据患者体重及使用的对比剂浓度，推荐碘流率（表4-1）。

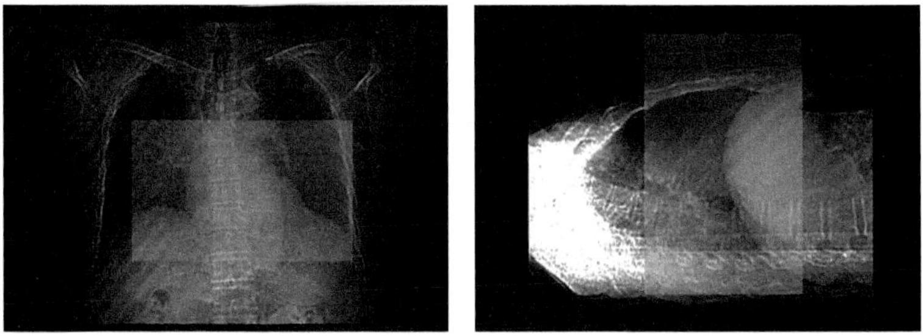

图4-5　冠状动脉钙化积分扫描及常规冠状动脉CTA扫描范围

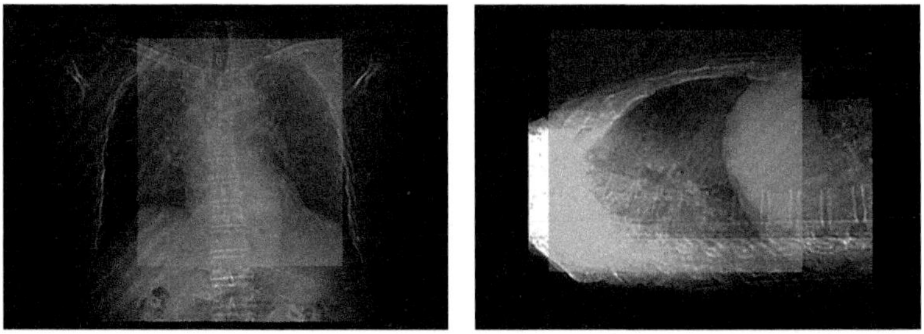

图4-6　冠状动脉旁路移植术后复查扫描范围

表4-1　根据患者体重推荐的不同浓度对比剂的注射流率（ml/s）

对比剂浓度（mgI/ml）	体重（kg）				
	＜50	50～＜60	60～＜70	70～＜80	≥80
300	4.7	5.3	6.0	6.7	7.3
320	4.4	5.0	5.6	6.2	6.9
350	4.0	4.6	5.1	5.7	6.3
370	3.8	4.3	4.8	5.4	5.9
400	3.5	4.0	4.5	5.0	5.5

注：本表中数值为在使用120kV管电压情况下推荐的注射流率（ml/s），如果使用迭代重建的同时使用低一级别的管电压（如100kV），注射流率可以降低30%。不同体重对应的碘流率值分别为1.4gI/s、1.6gI/s、1.8gI/s、2.0gI/s、2.2gI/s

（2）双期注射法：Ⅰ期注射对比剂，注射流率见表4-1；Ⅱ期注射80～100ml生理盐水。

（3）三期注射法：Ⅰ期注射对比剂，注射流率见表4-1；Ⅱ期注射对比剂＋生理盐水共30ml，比例为30%∶70%。多数高压注射器不能注射混合液，选用流率的方法为注射对比剂（2～3 ml/s）10ml左右；Ⅲ期注射20～30ml生理盐水。

4．触发监测：对比剂注射后8～10秒开始监测，监测层面置于主动脉根部，触发阈值设定范围为100.0～150.0Hu，达到此阈值后机器自动触发，并延迟（患者吸气和屏气口令后）3～6秒后开始扫描。

5．特殊技术的运用

（1）迭代重建技术：推荐常规使用该技术，且迭代重建权重的选择在40%～60%。

（2）运动矫正算法：可在高心率患者中部分消除冠状动脉运动所导致的伪影。推荐在具有该技术的CT设备中常规使用。

三、冠脉图像质量要求及图像重建技术

1．*图像要求*　血管充盈显影良好，与周围组织对比明显，边界清楚，边缘清晰锐利，无高浓度对比剂引起的发射状高密度伪影或不规则低密度伪影；VR图像显示血管壁柔滑，细致均匀；MPR、CPR及横断面图像血管管腔对比剂充盈良好，密度均匀一致。理想的冠状动脉强化标准是300～450Hu，低于300Hu强化程度不足，高于450Hu显影密度过高，不利于管腔与管壁斑块（钙化）的分辨。

2．*原始图像重建*　建议使用最薄的层厚（0.500～0.625mm）、尽可能小地重建视野（推荐使用17～20cm，像素0.330～0.390mm）图像。

3. 标准三维重建及后处理步骤

（1）通过横断面图像或VR图像确定重建时相是否合适，初步观察冠状动脉的大致走行及病变。

（2）对可疑病变部位进行MIP、MPR和CPR处理，结合病变部位的横断面，观察血管狭窄的垂直切面并测量狭窄程度。

（3）推荐不同方式重建，标准如下

1）MPR：包括水平长轴位、垂直长轴位、短轴位，如图4-7所示。

2）VR：立体观察心脏和冠状动脉外形与心外结构，VR标准体位如图4-8、图4-9、图4-10、图4-11、图4-12所示。

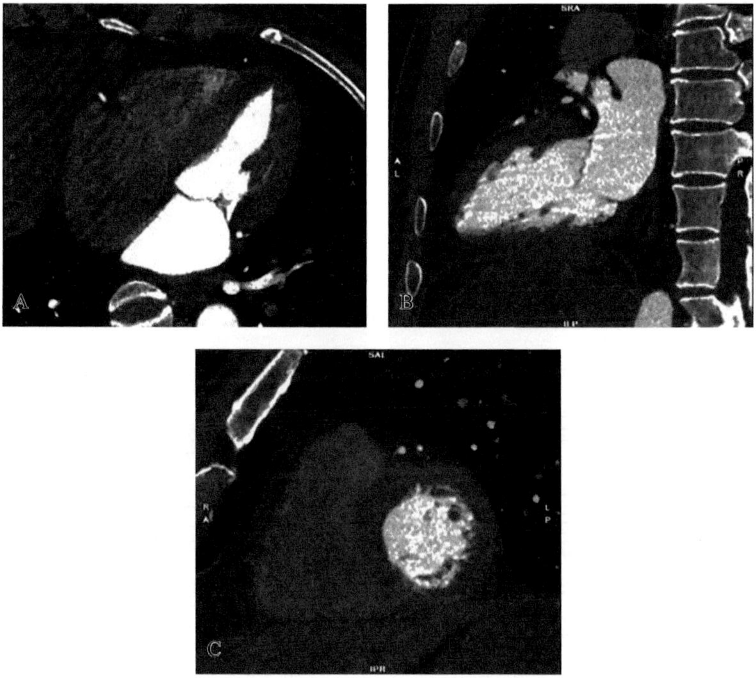

图4-7　MPR重建图像

A.水平长轴位；B.垂直长轴位；C.短轴位

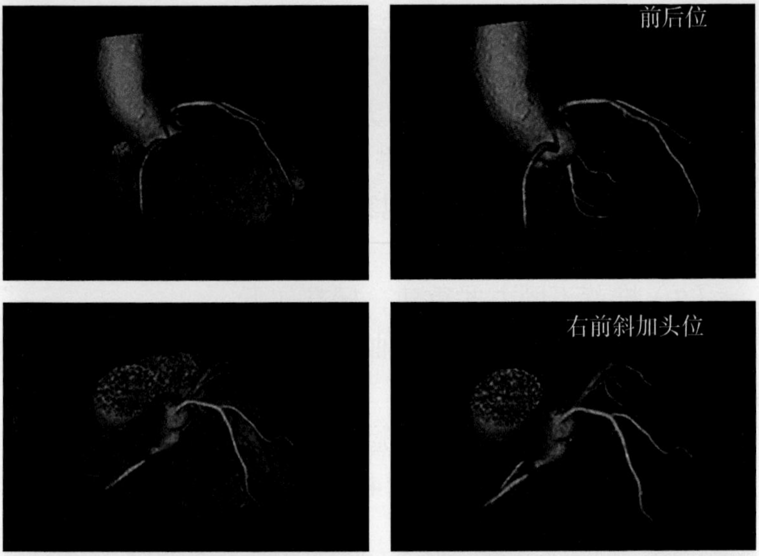

图4-8　冠状动脉VR重建前后位与右前斜加头位图（彩插1）

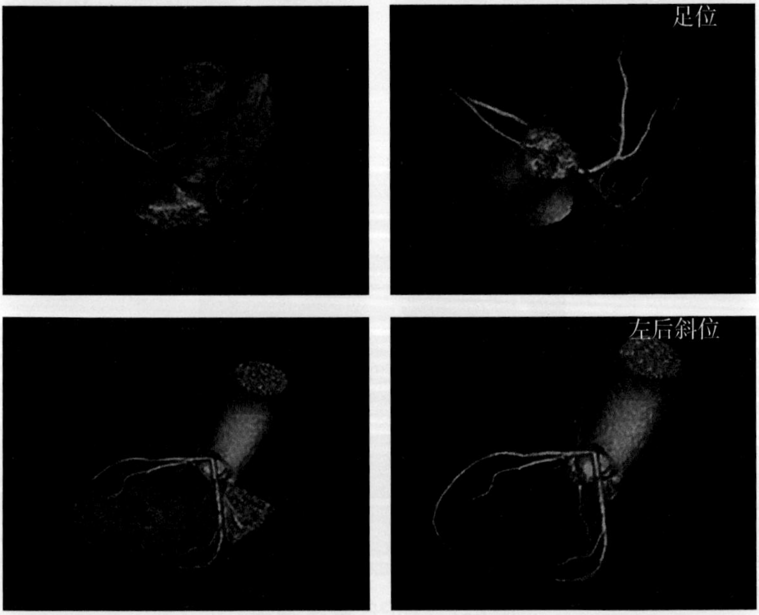

图4-9　冠状动脉VR重建足位与左后斜位图（彩插2）

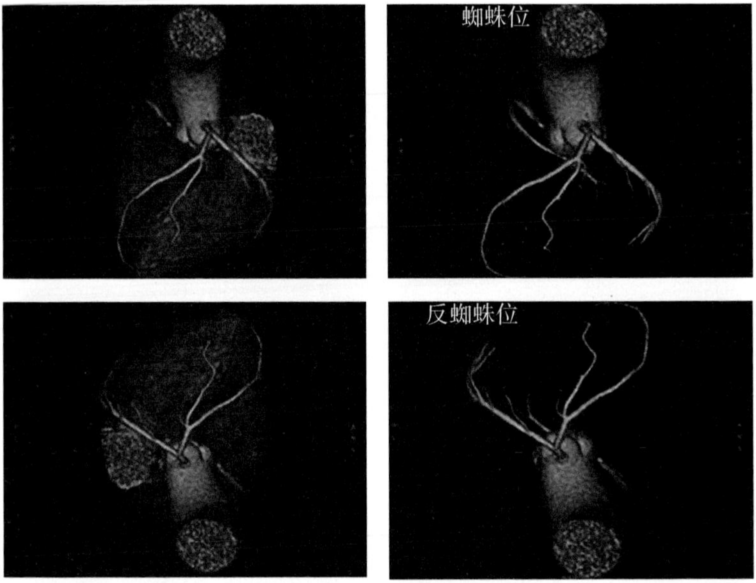

图4-10 冠状动脉VR重建蜘蛛位与反蜘蛛位（彩插3）

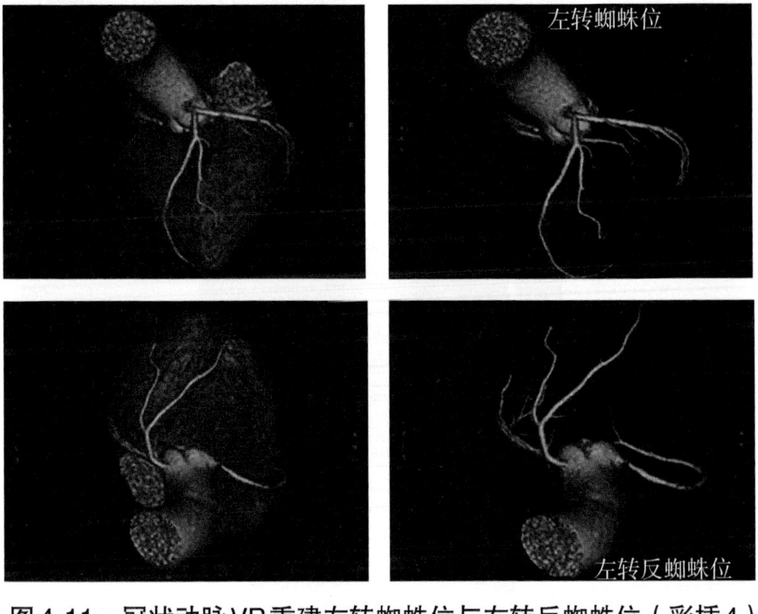

图4-11 冠状动脉VR重建左转蜘蛛位与左转反蜘蛛位（彩插4）

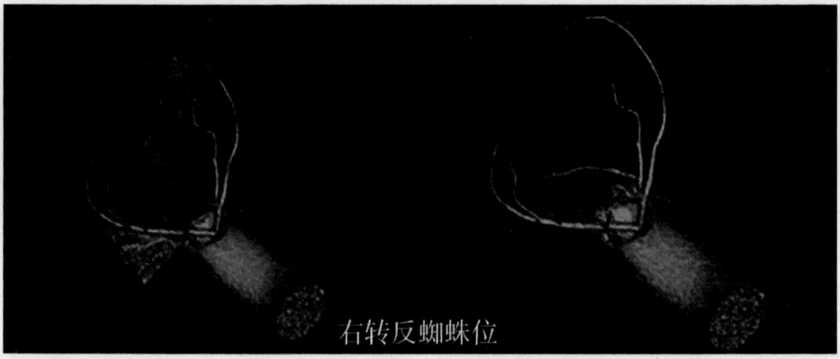

图4-12　冠状动脉重建的VR标准体位（彩插5）

3）MIP：分段观察冠状动脉各分支的自然走行、管腔形态，如图4-13所示。

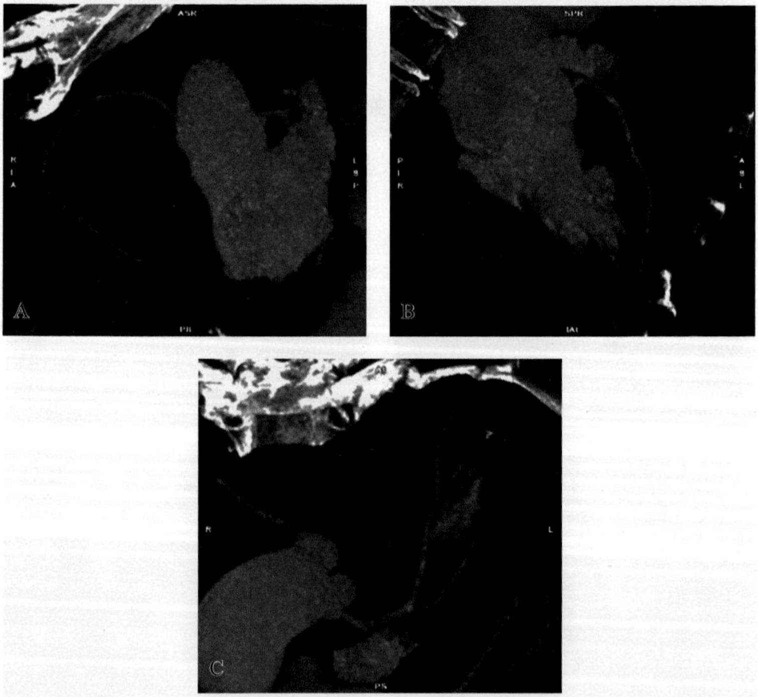

图4-13　MIP重建图像

A.右冠状动脉；B.前降支；C.左冠状动脉

4）CPR：显示管腔的狭窄程度，重组图像经血管中心，直观显示管腔和斑块关系，但是中心线必须准确，图4-14为利用CPR重建LAD。

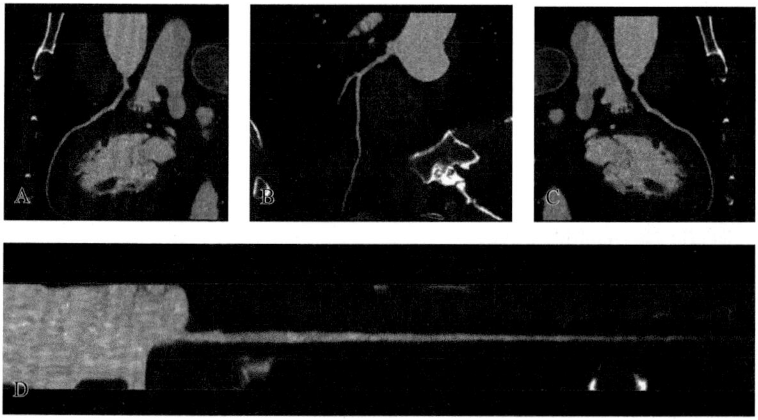

图4-14　前降支CPR重建图像

A～C.曲面重建图像；D.曲面拉直图像

四、注意事项

1. 多部国际、国内指南和专家共识均已经明确，冠状动脉CTA技术需要使用包括64排（非64层）以上的CT设备。

2. 频发期前收缩或心房颤动的患者，并非检查禁忌证，但是扫描失败或者部分图像难以评估的可能性加大，检查前需告知患者，并征得患者签字同意。

3. 对于心脏内占位（如左心房黏液瘤与血栓鉴别）或心房颤动患者（左心房耳部动脉期充盈不良）动脉期成像后建议行延迟扫描（延迟时间＞30秒）。

（吴佳芳）

第三节　主动脉、腹腔干及肠系膜上动脉

一、检查前准备

1. 要求患者摘除检查部位前后含有金属的物品（项链、文胸、饰品等），若衣物上有金属拉链，则更换或脱除衣服。

2. 嘱患者扫描时根据语音提示深吸气和屏住呼吸，必要时进行呼吸训练。

3. 检查前少渣饮食，1周内禁服含金属的药物或行消化道钡剂检查。

二、扫描技术

1. 平扫

（1）体位：足先进、仰卧位，双上肢伸直上举抱头。

（2）定位：含胸主动脉检查扫描起始线对准肩锁关节上缘，腹主动脉检查扫描起始线对准剑突，侧面定位线对准腋中线。

（3）扫描范围：胸腔入口（腹主动脉从隔顶）至耻骨联合（图4-15，图4-16）。

2. 增强　使用300～370mg/ml的对比剂，依据患者体重以1.0～2.0ml/kg的比例注射对比剂，速率4.0～5.0ml/s；随后用80～100ml生理盐水按同样速度冲洗，采用自动触发扫描方式，阈值100～200Hu，ROI置于气管分叉下1cm水平的降主动脉处（腹主动脉检查ROI置于肝门水平），如图4-17、图4-18所示。

3. 重建　重建层厚≤5mm，重组图像层厚≤1mm，

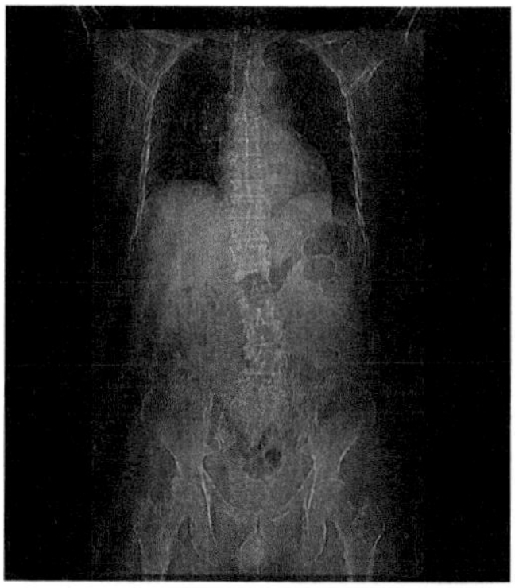

图4-15　全主动脉定位像

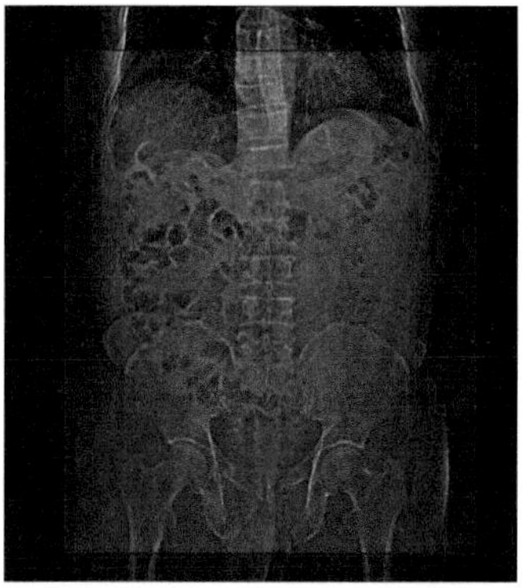

图4-16　腹主动脉定位像

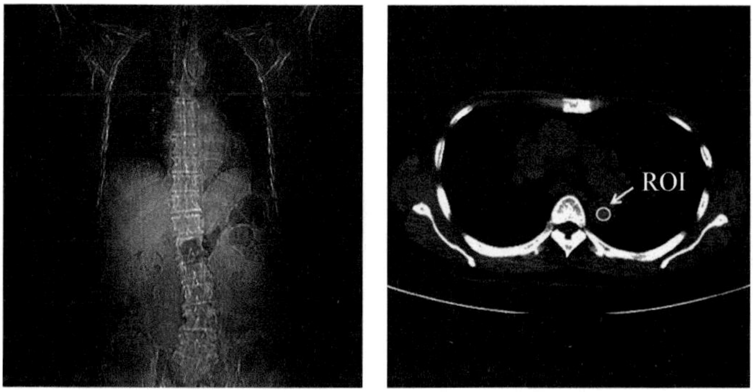

图4-17　胸主动脉监测层及ROI位置

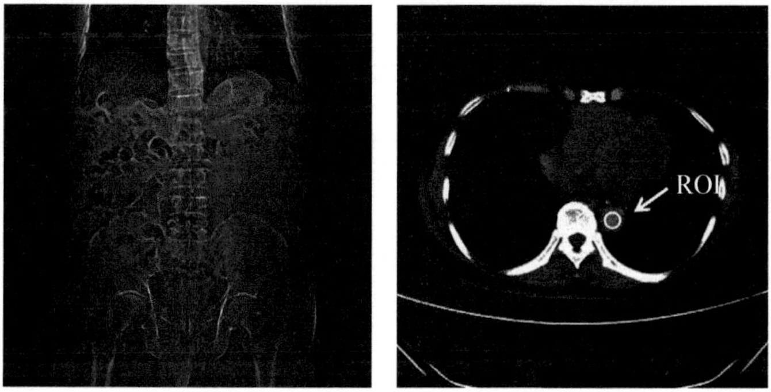

图4-18　腹主动脉监测层及ROI位置

层间隔≤层厚。重建算法：软组织算法。

三、图像后处理

1. MPR　冠状位及矢状位，如图4-19所示。
2. MIP　冠状位及矢状位，如图4-20所示。
3. VR　如图4-21所示。

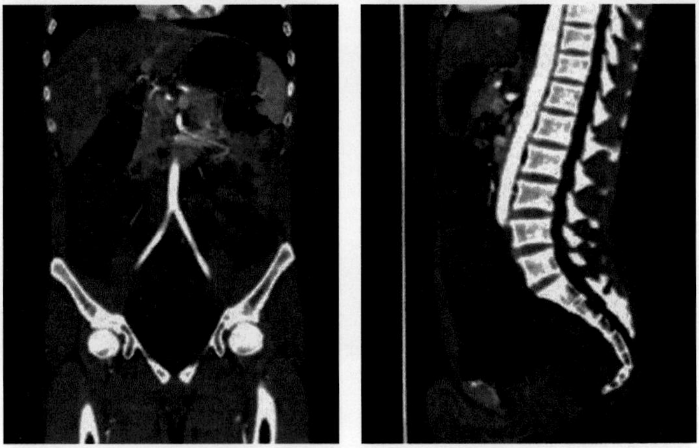

图4-19　腹主动脉的MPR重建

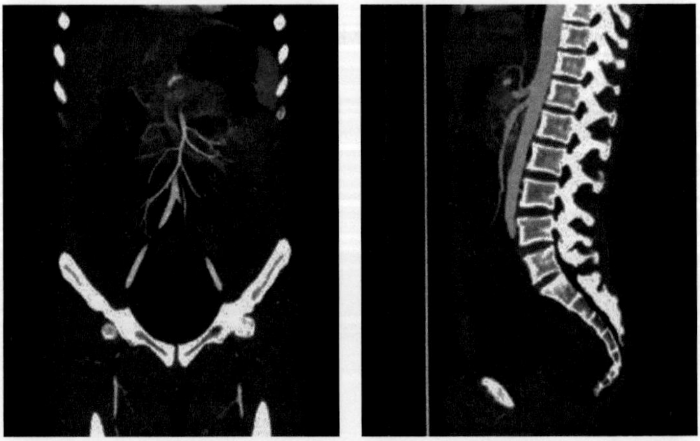

图4-20　腹主动脉的MIP重建

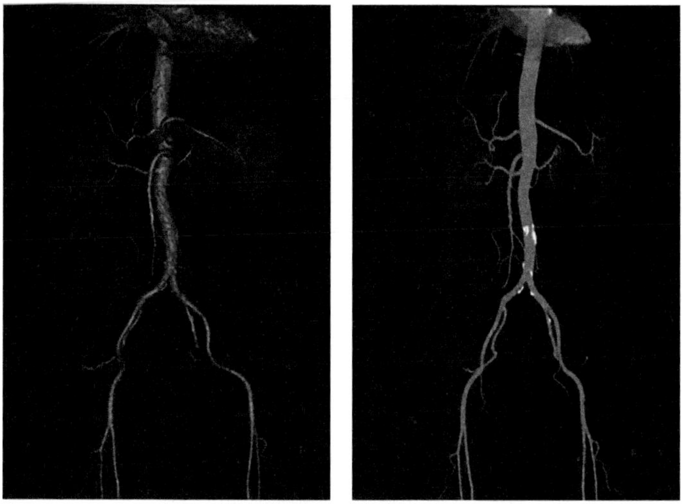

图4-21　腹主动脉的VR重建（彩插6）

四、注意事项

排除肠系膜静脉栓塞患者，应扫描静脉期。

第四节　肺　动　脉

一、检查前准备

1. 要求患者摘除检查部位前后含有金属的物品（项链、文胸、饰品等），若衣物上有金属拉链，则更换或脱除衣服。

2. 嘱患者扫描时根据语音提示深吸气和屏住呼吸，必要时进行呼吸训练。

二、扫描技术

1. 平扫

（1）体位：足先进，仰卧位，双上肢伸直上举抱头，身体置于检查床正中间。

（2）定位：扫描起始线对准肩锁关节上缘，侧面定位线对准腋中线。

（3）扫描范围：从肺尖至肺底（图4-22），能够进行足够的亚段血管分析。

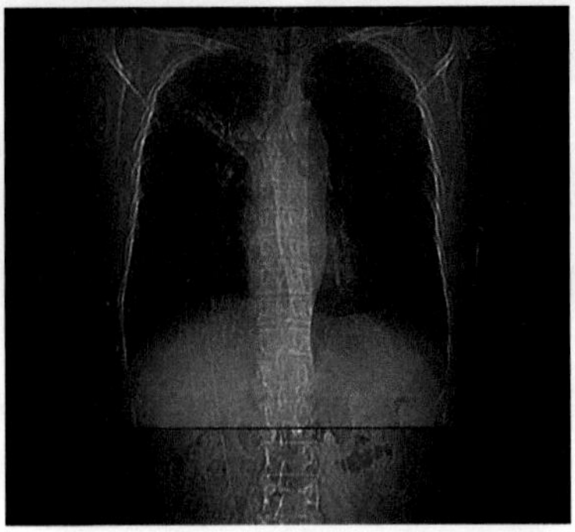

图4-22 肺动脉定位像

2. 增强 使用300～370mg/ml的对比剂，依据患者体重以1.0～2.0ml/kg的比例注射对比剂，速率4.0～5.0ml/s，总量50～80ml。

（1）小剂量团注法：取肺动脉主干水平作为监测层面（图4-23），监测注射15～20ml对比剂，生理盐水20ml，流速4～5ml/s，时间间隔1～2秒，连续多次扫描，可预设扫描15～20次或手动暂停监测扫描，获得时间-密度曲线，根据时间-密度曲线得到肺动脉干达到峰值的时间。肺动脉扫描注射对比剂25～40ml，生理盐水80～100ml，肺动脉延迟时间＝峰值时间＋（0.5～2）秒（增加对比剂会延长峰值时间）。

（2）智能追踪法：取肺动脉干水平作为监测层，ROI置于肺动脉干处（图4-23），阈值为80Hu，达到阈值触发最短延迟时间扫描。

（3）时间法：根据经验设定延迟时间，从注药开始计算延迟时间，一般延迟7～13秒扫描。

（4）双流法：取肺动脉主干水平作为监测层面，ROI置于肺动脉干上（图4-23），第一期注射25～30ml混合液（对比剂与生理盐水按一定比例如15%～25%混合），流速4～5ml/s，监测设为阈值80～100Hu，混合液作为头部到达肺动脉时触发扫描，混合液后面第二期注射相同流速的100%浓度对比剂22～27ml作为肺动脉成像的体部，再注射生理盐水80～100ml，作为尾部冲淡上腔静脉对肺动脉的干扰。对比剂总量＝混合液×混合比例＋第二期对比剂。

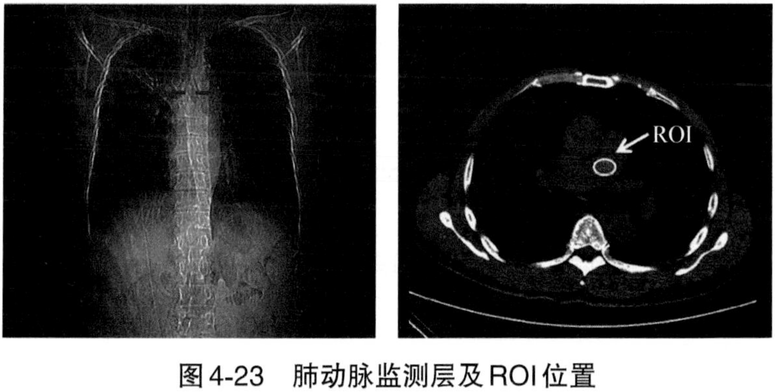

图4-23　肺动脉监测层及ROI位置

3．*重建*　重建层厚≤5mm，重组图像层厚≤1mm，层间隔≤层厚。重建算法：软组织算法。

4. 影像质量标准

（1）清晰显示肺动脉起始及走行。

（2）清晰显示肺动脉内血栓及肺动脉充盈缺损。

（3）清晰显示肿瘤与肺动脉的位置关系。

三、图像后处理

1. 肺动脉MPR冠状位及矢状位重建 可以更清晰地显示各级肺动脉走行，管腔内栓子大小、分布及范围，如图4-24所示。

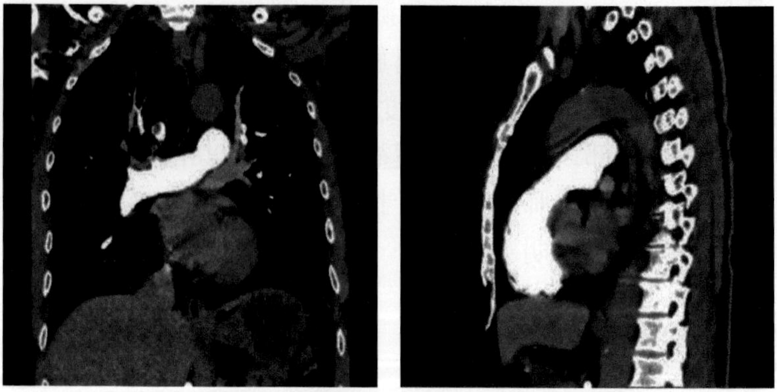

图4-24 肺动脉的MPR重建

2. 肺动脉MIP冠状位、矢状位及横断位重建 能够显示血管壁的钙化及其分布范围，能更直观、立体地显示肺动脉的解剖、走行，尤其对于外周主动脉的显示有一定优势，如图4-25所示。

3. 肺动脉的VR重建 可以更直观、立体地观察血管结构，追踪血管的起源、走行，如图4-26所示。

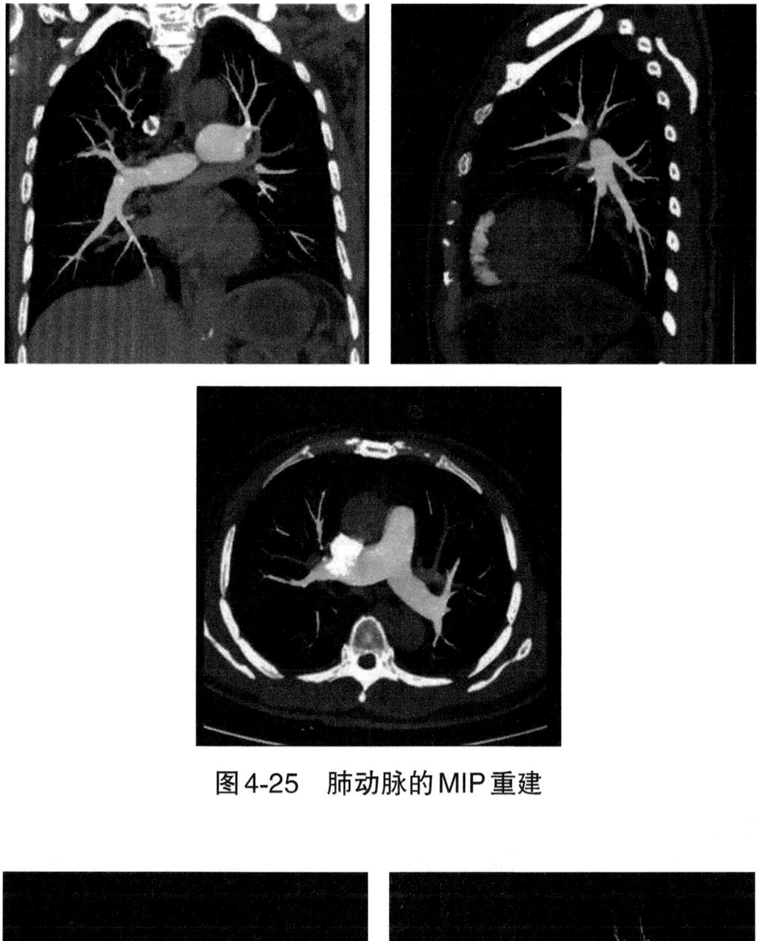

图4-25　肺动脉的MIP重建

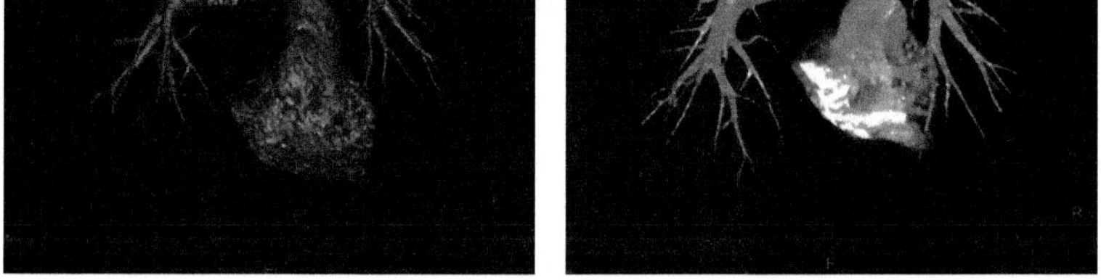

图4-26　肺动脉的VR重建（彩插7）

四、注意事项

1. 扫描方向尽量由足向头方向扫描，减少上腔静脉的影响。

2. 应尽量使用80 ～ 100ml生理盐水静脉注射冲洗，防止上腔静脉污染，保持肺动脉和肺静脉有较好的对比度。

3. 对于呼吸急促不能配合呼吸的患者，可绑腹带，减少呼吸运动伪影的干扰，影响亚段分支的显示。

第五节　肺　静　脉

一、检查前准备

肺静脉的检查前准备同肺动脉扫描。

二、扫描技术

1. 平扫

（1）体位：足先进，仰卧位，双上肢伸直上举抱头，身体置于检查床正中间。

（2）定位：扫描起始线对准肩锁关节上缘，侧面定位线对准腋中线。

（3）范围：从气管隆嵴上2cm到心底，包括整个心脏（图4-27）。

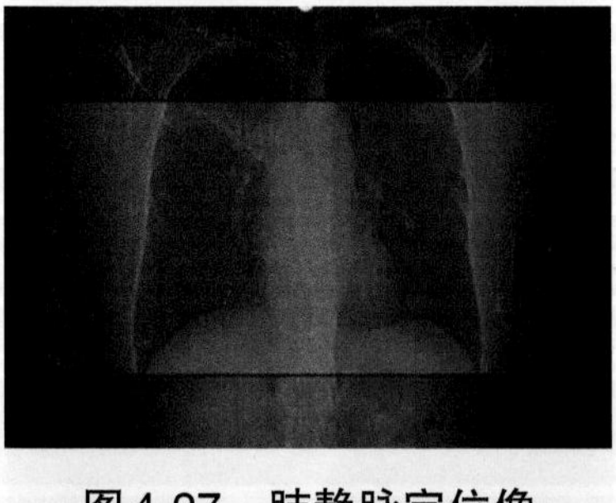

图4-27　肺静脉定位像

2. 增强　使用300 ～ 370mg/ml的对比剂，依据患者体重以1.0 ～ 2.0ml/kg的比例注射对比剂，速率4.0 ～ 5.0ml/s，总量50 ～ 65ml，生理盐水80 ～ 100ml。

肺静脉CTA使用心电门控方式扫描，如果患者心律不齐或屏气不良，可选择螺旋扫描，调整合适的螺距和旋转时间，使用最快方式扫描。

（1）心电门控扫描方式

1）心电前瞻门控扫描：与冠状动脉CTA门控扫描类似，由于心电触发序列扫描需采用前RR间隔的平均值，对受检者下一个RR间隔做出可靠的预测。

2）心电回顾门控扫描：采用螺旋扫描方式，心电信号和原始数据被同时记录下来，根据心电图信号采用回顾式图像重建。

（2）触发方式

1）智能追踪法：监测层面为气管隆嵴下约4cm处肺静脉层面，ROI置于左心房肺静脉开口处（图4-28），阈值设为100～180Hu，CT值达到阈值后，自动或手动触发扫描。

2）小剂量团注法：取肺静脉水平作为监测层面（图4-28），监测注射15～20ml对比剂，生理盐水80～100ml，流速4～5ml/s，从注射对比剂开始延迟8～12秒后，开始对肺静脉层面时间间隔1～2秒连续多次扫描，可预设扫描15～20次或手动暂停监测扫描，获得时间-密度曲

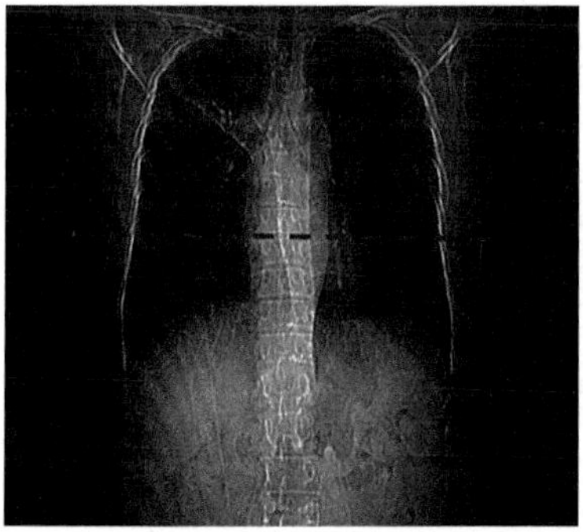

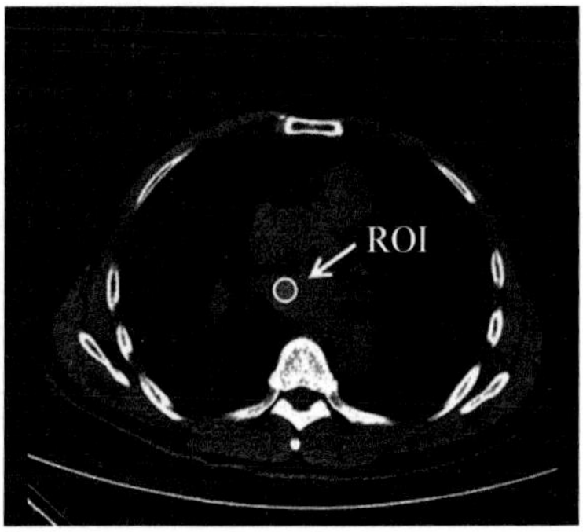

图4-28 肺静脉监测层及ROI位置

线，根据时间-密度曲线获得到肺静脉峰值的时间。

3）经验法：从注射对比剂开始，延迟25～30秒。

3. 重建 重建层厚≤5mm，重组图像层厚≤1mm，层间隔≤层厚。重建算法：软组织算法。

三、图像后处理

1. 肺静脉MPR冠状位及矢状位重建 如图4-29所示。

2. 肺静脉MIP冠状位、矢状位及横断位重建 如图4-30所示。

3. 肺静脉的VR重建 如图4-31所示。

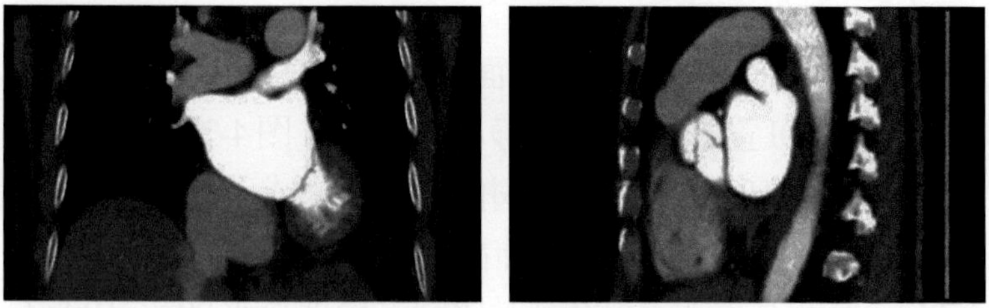

图4-29 肺静脉的MPR重建

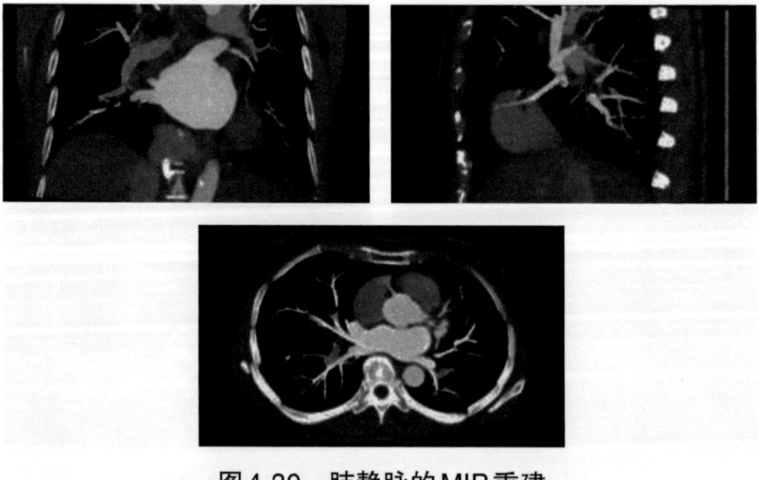

图4-30 肺静脉的MIP重建

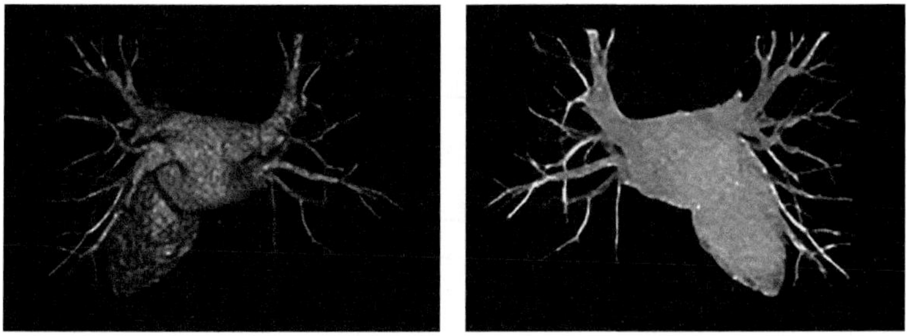

图4-31　肺静脉的VR重建（彩插8）

四、注意事项

1. 应尽量避免过多药量，保持肺动脉和肺静脉有较好的对比度。

2. 经验法一般用于循环时间相对稳定的患者。

第六节　门　静　脉

一、检查前准备

门静脉检查前准备同肺动脉扫描。

二、扫描技术

1. 平扫

（1）体位：足先进，仰卧位，双上肢伸直上举抱头。

（2）定位：扫描起始线对准剑突，侧面定位线对准腋中线。

（3）扫描范围：从膈顶扫描至脾下角（图4-32）。

2. 增强　使用300～370mg/ml的对比剂，依据

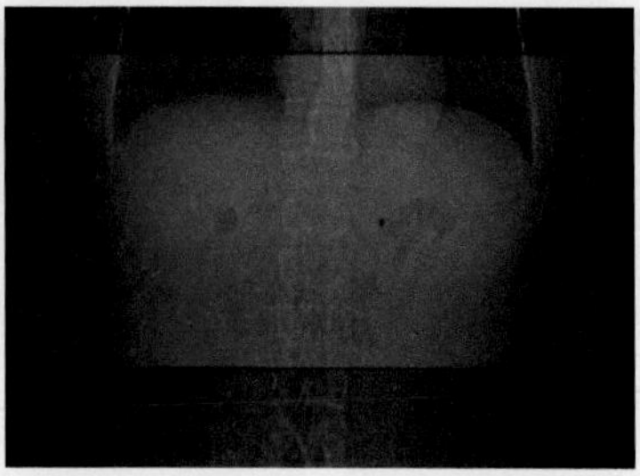

图4-32　门静脉定位像

患者体重以1.0 ～ 2.0ml/kg的比例注射对比剂，速率3.0 ～ 4.0ml/s，总量70 ～ 100ml；随后用80 ～ 100ml的生理盐水按同样速度冲洗；从注射对比剂开始，延迟50 ～ 60秒扫描。

3. 重建　重建层厚≤5mm，重组图像层厚≤1mm，层间隔≤层厚。重建算法：软组织算法。

三、图像后处理

1. 门静脉MPR冠状位及矢状位重建　如图4-33所示。

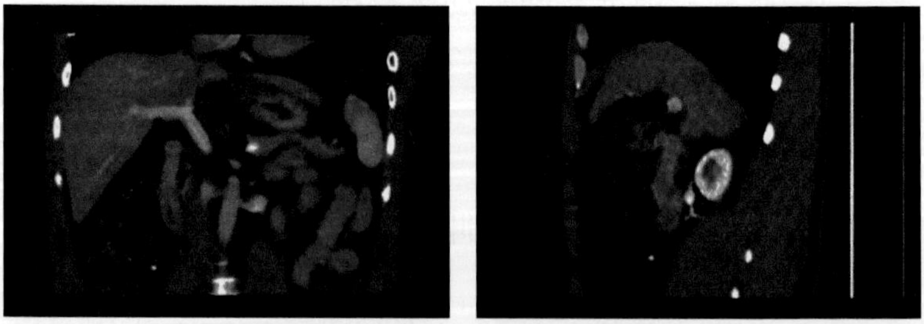

图4-33　门静脉的MPR重建

2. 门静脉MIP冠状位及矢状位重建　如图4-34所示。

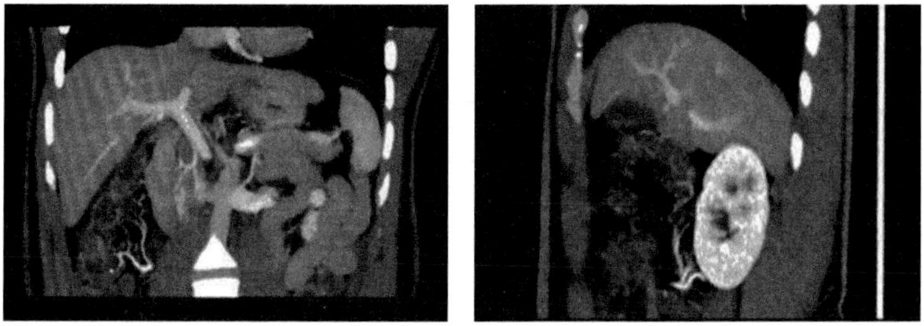

图4-34　门静脉的MIP重建

3. 门静脉的VR重建　如图4-35所示。

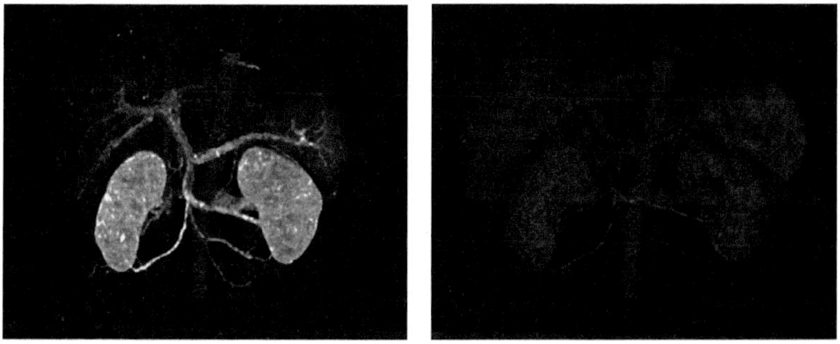

图4-35　门静脉的VR重建（彩插9）

四、注意事项

1. 影响门静脉强化程度的因素有多种，除技术性因素，如对比剂浓度、注射对比剂总量、延迟时间等，生理因素尤为重要，如患者的年龄、BMI、心排血量、基础代谢率等也会影像门静脉成像效果。

2. 肝炎、肝硬化患者门静脉增强达到CT值峰值的时间较正常人有所延迟。

第七节　肾　动　脉

一、检查前准备

1. 要求患者摘除检查部位前后含有金属的物品（项链、文胸、饰品等），若衣物上有金属拉链，则更换或脱除衣服。

2. 叮嘱患者扫描时根据语音提示深吸气和屏住呼吸，必要时进行呼吸训练。

3. 检查前少渣饮食，1周内禁服含金属的药物或行消化道钡剂检查。

二、扫描技术

1. 平扫

（1）体位：足先进、仰卧位，双上肢伸直上举抱头。

（2）定位：扫描起始线对准剑突，侧面定位线对准腋中线。

（3）扫描范围：从肾上极到肾下极，如图4-36所示。

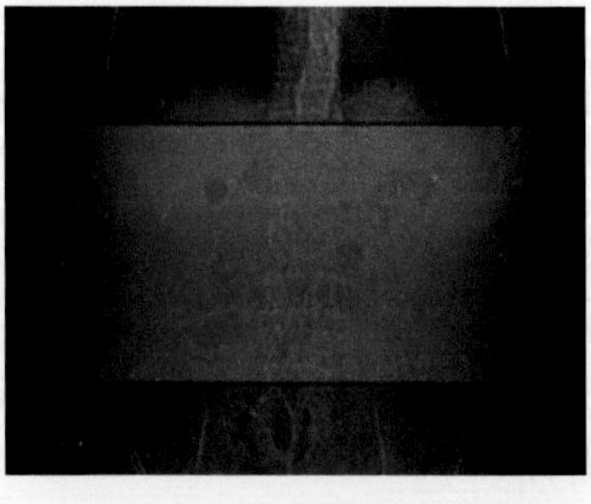

图4-36　肾动脉定位像

2. 增强　使用300～370mg/ml的对比剂，依据患者体重以1.0～2.0ml/kg的比例注射对比剂，速率3.0～4.0ml/s，总量70～100ml，随后用80～100ml生理盐水按同样速度冲洗。

（1）智能追踪法：ROI置于肾门平面以上的腹主动脉上（图4-37），CT阈值为120～180Hu，CT值达到阈值后，自动或手动触发扫描。

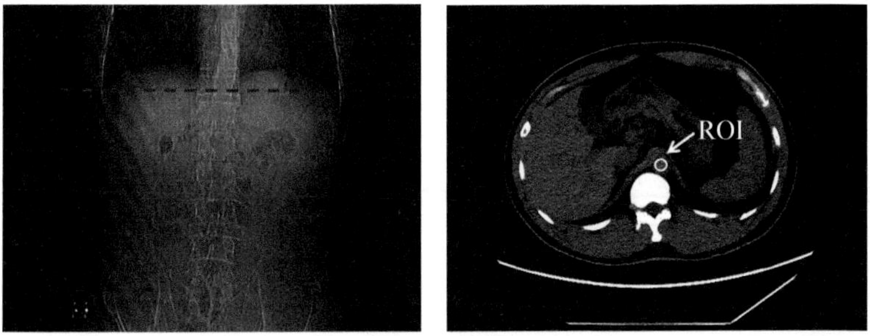

图4-37　肾动脉监测层及ROI位置

（2）经验法：从注射对比剂开始，延迟25～30秒扫描。

3. 重建　重建层厚≤5mm，重组图像层厚≤1mm，层间隔≤层厚。重建算法：软组织算法。

三、图像后处理

1. 肾动脉MPR冠状位及矢状位重建　如图4-38所示。

2. 肾动脉MIP冠状位及矢状位重建　如图4-39所示。

3. 肾动脉的VR重建　如图4-40所示。

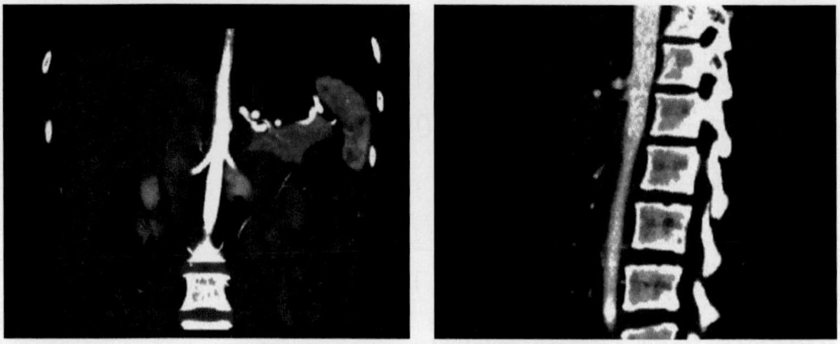

图4-38　肾动脉的MPR重建

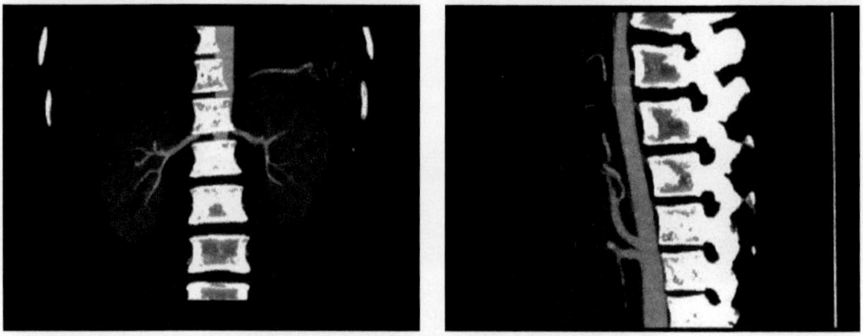

图4-39　肾动脉的MIP重建

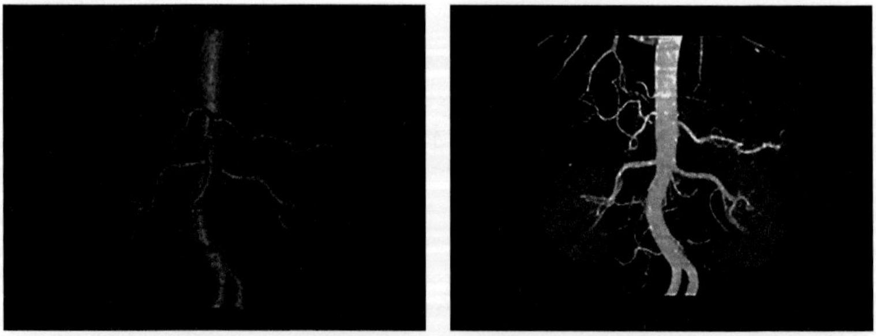

图4-40　肾动脉的VR重建（彩插10）

四、注意事项

对于肾功能不全患者，应尽可能减少对比剂用量。

第八节 上肢动脉及静脉

一、上肢动脉

（一）检查前准备

1. 要求患者摘除检查部位前后含有金属的物品（手镯、戒指、饰品等），若衣物上有金属拉链，则更换或脱除衣服。

2. 扫描单侧上肢动、静脉的患者，选择健侧的肘正中静脉，避免对比剂产生的伪影和静脉血管对动脉血管的影响。

3. 如需检查双上臂，可选择足部设置静脉通道。

（二）扫描技术

1. 平扫

（1）体位：头先进，仰卧位，上臂上举，无法上举双臂的患者则上臂自然放于身体两侧，双手手心向上，并嘱患者平静呼吸，全身保持静止状态。

（2）定位：扫描起始线对准关节末端，侧面定位线对准腋中线。

（3）扫描范围：包全病变组织和一个相邻关节，如图4-41所示。

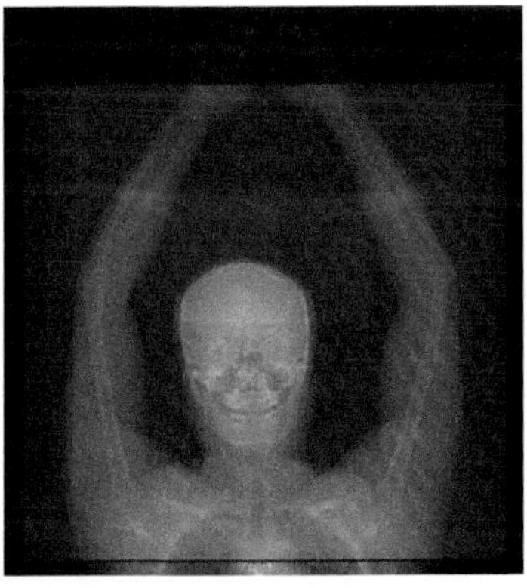

图4-41 上肢动脉定位像

2. 增强　使用300～370mg/ml的对比剂，依据患者体重以1.0～2.0ml/kg的比例注射对比剂，速率3.0～4.0ml/s，对比剂总量60～80ml，生理盐水80～100ml。使用智能追踪法：选择主动脉弓水平层面作为监测层，ROI置于降主动脉上，如图4-42所示，阈值100～150Hu，CT值达到阈值后，自动或手动触发扫描。

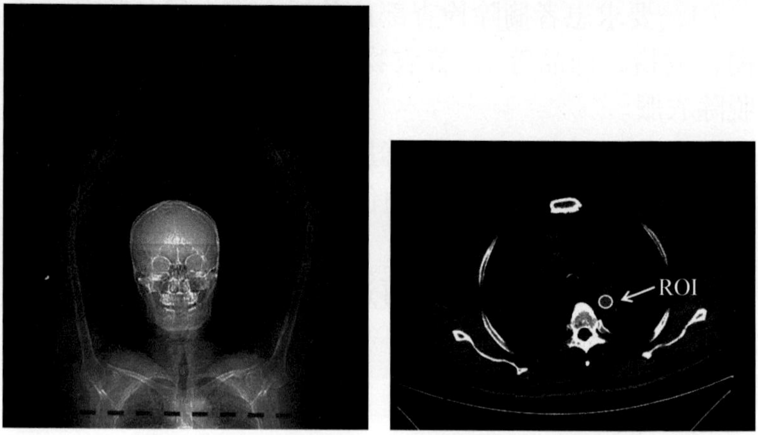

图4-42　上肢动脉监测层及ROI位置

3. 重建　重建层厚≤5mm，重组图像层厚≤1mm，层间隔≤层厚。重建算法：软组织算法。

（三）图像后处理

1. 上肢动脉MPR冠状位及矢状位重建　如图4-43所示。

2. 上肢动脉MIP冠状位、矢状位重建　如图4-44所示。

3. 上肢动脉的VR重建　如图4-45所示。

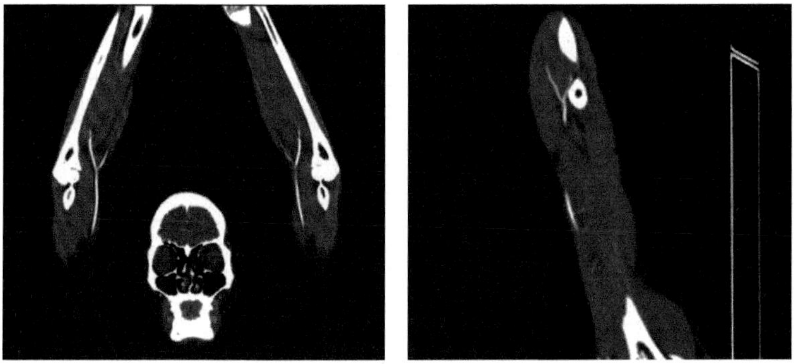

图4-43　上肢动脉的MPR重建

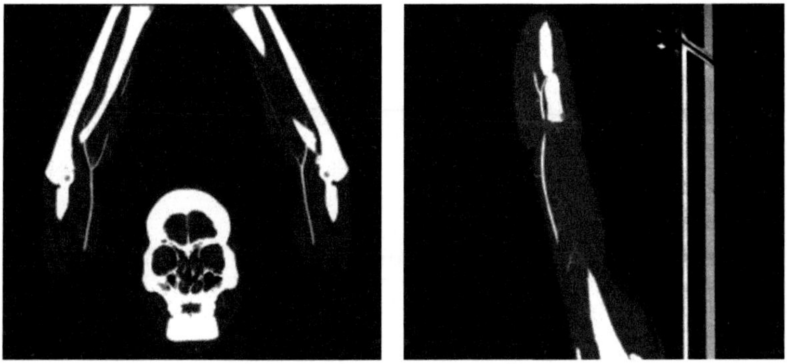

图4-44　上肢动脉的MIP重建

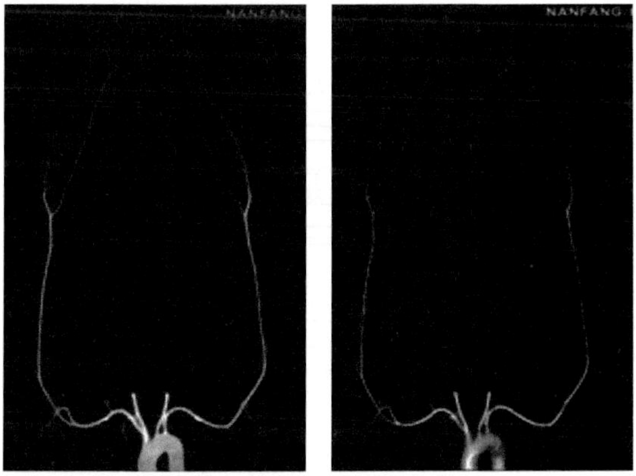

图4-45　上肢动脉的VR重建

（四）注意事项

1. 扫描单侧上肢动、静脉的患者，摆位时身体可往受检侧的反方向靠拢，即受检侧上臂往检查床的正中间靠拢，避免检查侧上臂超出扫描范围。

2. 扫描时，扫描方向需沿目标血管的血流方向进行扫描。

二、上肢静脉

（一）检查前准备

上肢静脉的检查前准备同上肢动脉扫描。

（二）扫描技术

1. *直接法*　选取双上肢前臂静脉，以2.5～3.5ml/s流速注射150～200ml混合液（生理盐水与对比剂按体积比1∶4配制，混合均匀），对比剂碘浓度300mg/ml，延迟35～45秒启动扫描，扫描方向为足头向。

2. *间接法*　选取健侧前臂静脉，以3.0～4.0ml/s流速注射对比剂120～150ml，对比剂碘浓度为350～370mg/ml，生理盐水80～100ml，延迟60～90秒启动扫描，扫描方向为头足向。

（三）图像后处理

上肢静脉的图像后处理同上肢动脉扫描。

第九节　下肢动脉及静脉

一、下肢动脉

（一）检查前准备

要求患者摘除检查部位前后含有金属的物品（皮带、饰品等），若裤子上有金属拉链，则更换裤子。

（二）扫描技术

1. 平扫

（1）体位：足先进，仰卧位，上臂上举，双下肢伸直，双膝并拢，双腿稍内旋，使胫腓骨分开，可使用绷带固定双下肢。对不能配合的患者，可给予镇静。

（2）定位：扫描起始线对准髂嵴。

（3）扫描范围：从髂嵴到足背（图4-46）。

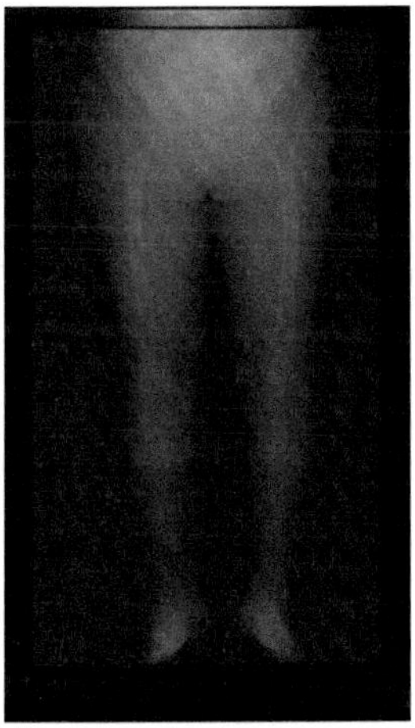

图4-46　下肢动脉定位像

2. 增强　使用300～370 mg/ml的对比剂，依据患者体重以1.0～2.0ml/kg的比例注射对比剂，速率3.0～4.0ml/s，对比剂总量80～100ml，生理盐水80～100ml。或先以3.0～4.0ml/s的流速注射对比剂50～60ml，再以2.0～3.0ml/s的流速注射对比剂30～40ml，再注射生理盐水。可延长注射对比剂时间，使对比剂到达下肢血管时能保持高浓度和较长时间。一般使用智能追踪法：选取双肾水平以下作为监测层，ROI置于腹主动脉上，如图4-47所示，阈值100～150Hu，CT值达到阈值后，延迟7～14秒扫描。

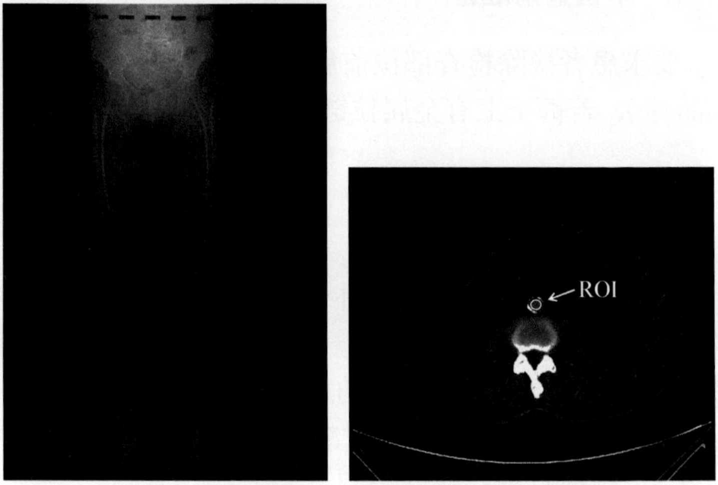

图4-47　下肢动脉监测层及ROI位置

3. 重建　重建层厚≤5mm，重组图像层厚≤1mm，层间隔≤层厚。重建算法：软组织算法。

（三）图像后处理

1. 下肢动脉MPR冠状位及矢状位重建　如图4-48所示。

2. 下肢动脉MIP冠状位、矢状位重建　如图4-49所示。

3. 下肢动脉VR重建　如图4-50所示。

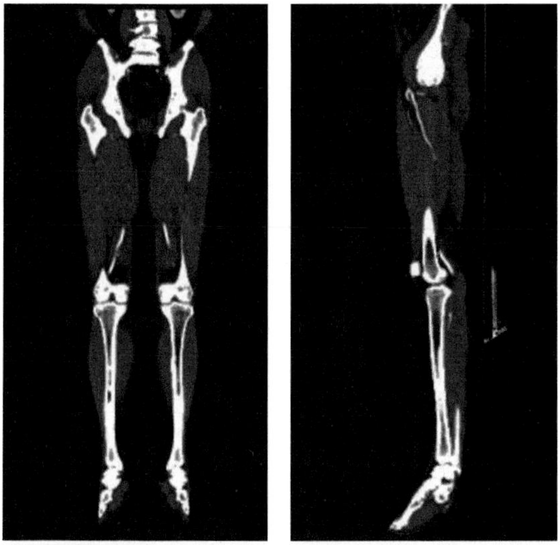

图4-48　下肢动脉的MPR重建

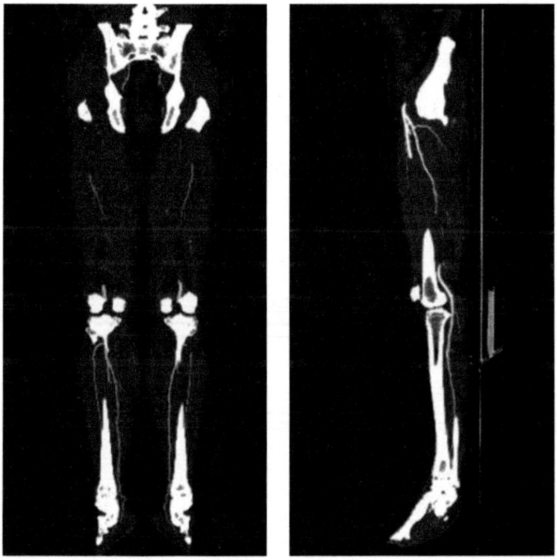

图4-49　下肢动脉的MIP重建

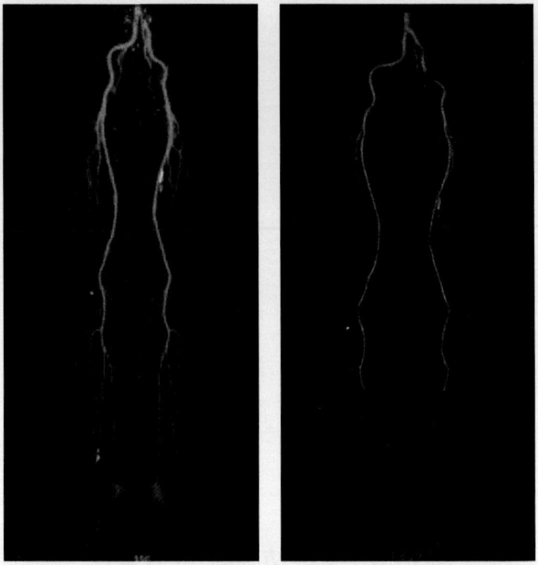

图4-50　下肢动脉的VR重建

（四）注意事项

下肢CTA扫描曝光时间不宜过短，控制触发后延迟时间＋扫描时间＞35～45秒。

二、下肢静脉

（一）扫描技术

1. *直接法*　选取双侧足背静脉，以2.5～3.5ml/s流速注射150～200ml混合液（生理盐水与对比剂按体积比1∶4配制，混合均匀），延迟35～45秒启动扫描。

2. *间接法*　选取单侧上肢前臂静脉，以3.0～4.0 ml/s流速注射对比剂120～150ml，生理盐水80～100 ml，延迟150～180秒启动扫描。

（二）注意事项

使用直接法扫描时可用橡胶带绑扎双侧踝部以阻断浅静脉直接回流，须在盆腔段行增强扫描。

第十节　头部动脉及静脉

一、检查前准备

1. 去除扫描区域表面所有金属物与饰物，如耳环，义齿等。

2. 嘱患者扫描时保持体位不动，不配合患者可适当给予镇静剂。

二、扫描技术

1. 平扫

（1）体位：仰卧位，头先进，用压束带固定好头部和下颌，保持头部不动，避免眨眼动作，双手自然放置身体两侧。

（2）定位：扫描起始线对准颅顶。

（3）扫描范围：从 C_3 ～ C_4 水平至颅顶，如图4-51所示。

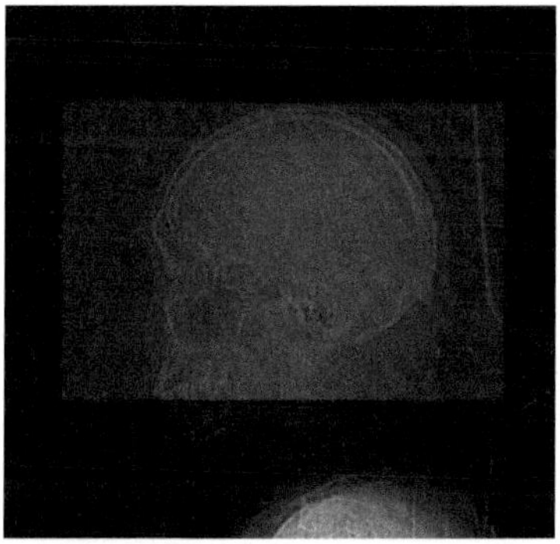

图4-51　头部血管定位像

2. 增强　使用300 ～ 370mg/ml的对比剂，依据患者体重以1.0 ～ 2.0ml/kg的比例注射对比剂，速率4.0～5.0ml/s，对比剂总量50～80ml，随后用80～100ml生理盐水按同样速度冲洗。

3. 头部动脉

（1）智能追踪法：选取头部CTA扫描最低层面以下水平作为监测层，ROI置于颈动脉上（图4-52），CT阈值为100～120Hu，到达阈值自动或手动触发扫描。

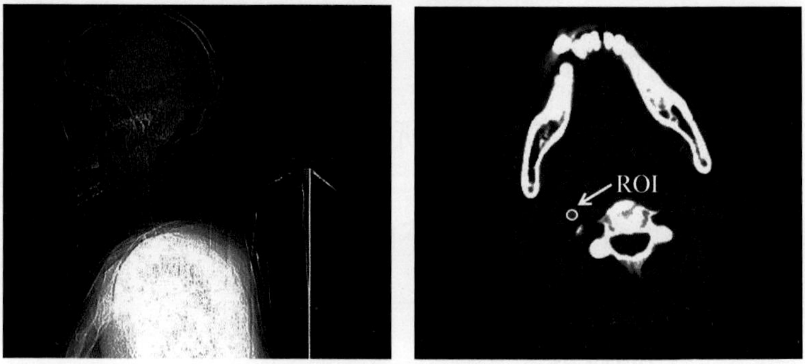

图4-52 头部动脉监测层及ROI位置

（2）小剂量测试法：取头部CTA扫描最低层面作为监测层面，监测注射15～20ml对比剂，生理盐水20ml，流速4.0～5.0ml/s，从注射对比剂开始延迟8～10秒后对监测层面连续多次扫描，获得颈内动脉的时间-密度曲线，峰值时间为头颅CTA扫描启动时间。

4. 头部静脉 头部CTA动脉期扫描结束后，延迟8～20秒扫描静脉期。

5. 重建 重建层厚≤5mm，重组图像层厚≤1mm，层间隔≤层厚。重建算法：软组织算法。

三、图像后处理

1. 头部动脉MPR冠状位及矢状位，如图4-53所示。

2．头部动脉MIP冠状位、矢状位及横断位重建 如图4-54所示。

3．头部动脉的VR重建 如图4-55所示。

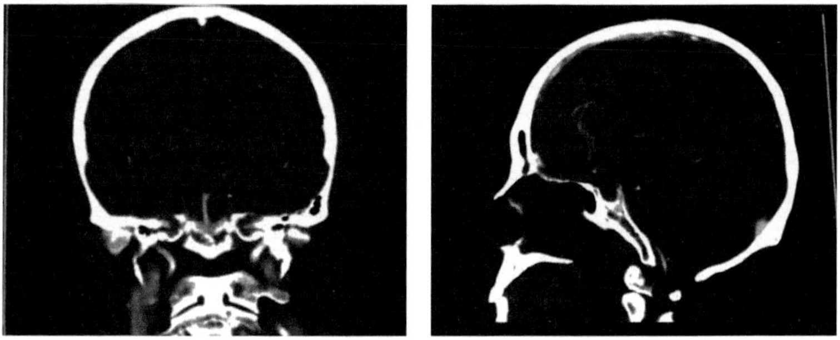

图4-53 头部动脉的MPR重建

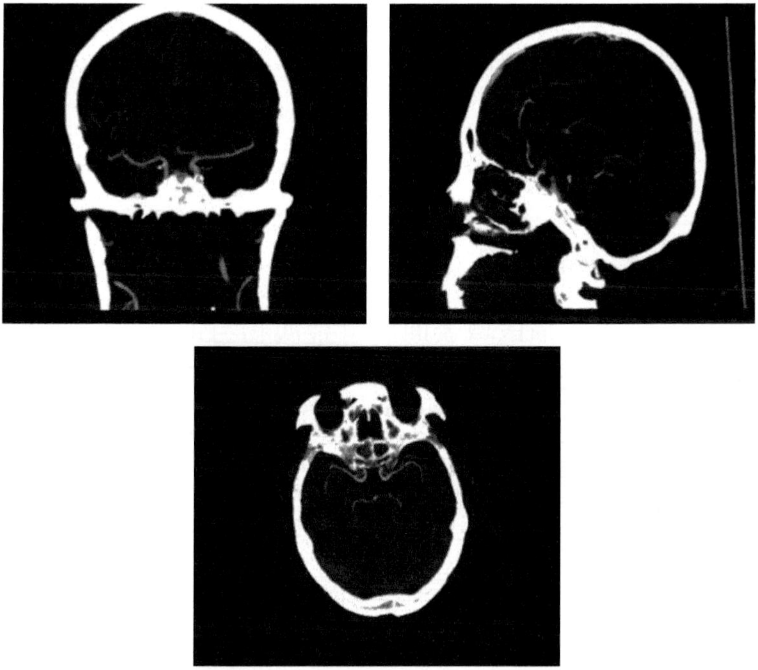

图4-54 头部动脉的MIP重建

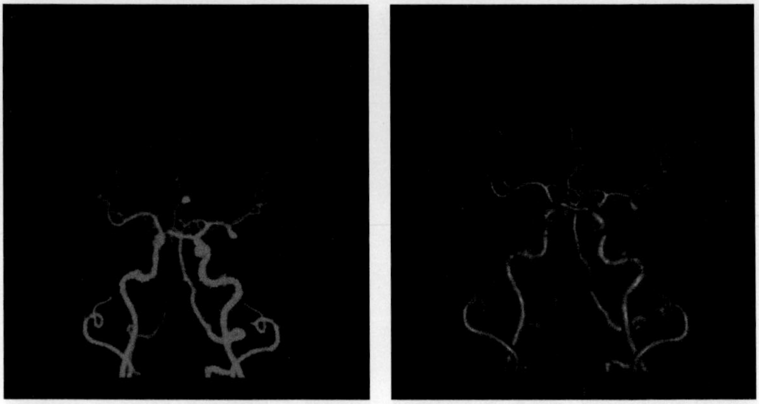

图4-55　头部动脉的VR重建

四、注意事项

如果患者颈动脉狭窄严重或钙化明显，导致颈动脉显示不清，推荐使用小剂量测试法。

第十一节　颈部动脉及静脉

一、检查前准备

1. 去除扫描区域表面所有金属物与饰物，如耳环，义齿等。

2. 嘱患者扫描时保持体位不动，不配合的患者可适当给予镇静剂。

二、扫描技术

1. 平扫

（1）体位：头先进，仰卧位，头置于头托架内，下颌上抬，头尽量后仰，嘱患者头颈不动，避免眨眼吞咽动作，双手自然放置身体两侧。

（2）定位：扫描起始线对准眉间（进床扫）或胸骨角（出床扫）。

（3）扫描范围：从胸骨角水平至外耳道水平（图4-56）。

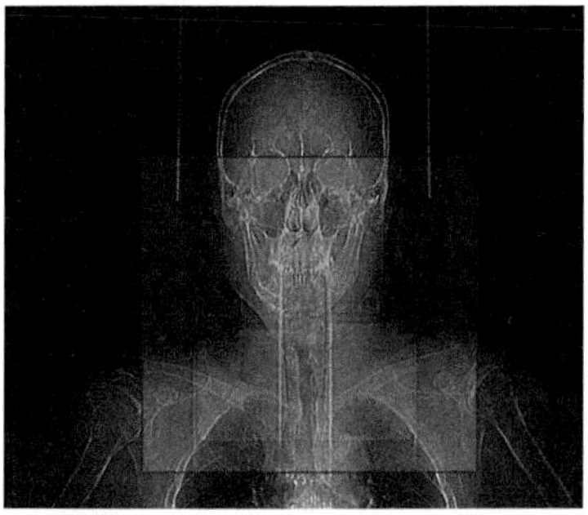

图4-56　颈部血管定位像

2. 增强　使用300～370mg/ml的对比剂，依据患者体重以1.0～2.0ml/kg的比例注射对比剂，速率4.0～5.0ml/s，对比剂总量50～80ml，随后生理盐水80～100ml按照同样速度冲洗。

（1）颈部动脉：常使用智能追踪法，选取主动脉弓水平作为监测层，ROI置于主动脉弓上，如图4-57所示，CT阈值为80～120Hu，到达阈值自动或手动触发扫描。

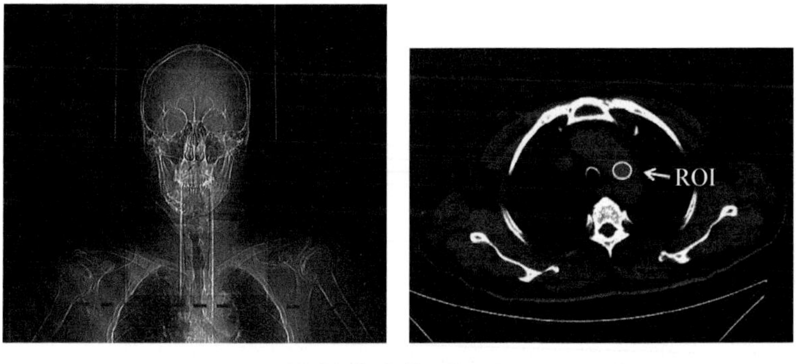

图4-57　颈部动脉监测层及ROI位置

（2）颈部静脉：颈部CTA动脉期扫描结束后，延迟8～20秒扫描静脉期。

3．重建　重建层厚≤5mm，重组图像层厚≤1mm，层间隔≤层厚。重建算法：软组织算法。

三、图像后处理

1．颈部动脉MPR冠状位及矢状位重建　如图4-58所示。

2．颈部动脉MIP冠状位、矢状位重建　如图4-59所示。

3．CPR　如图4-60所示。

4．VR　如图4-61所示。

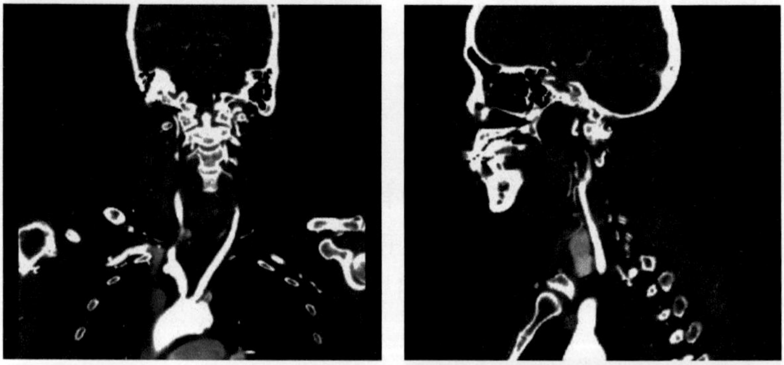

图4-58　颈部动脉的MPR重建

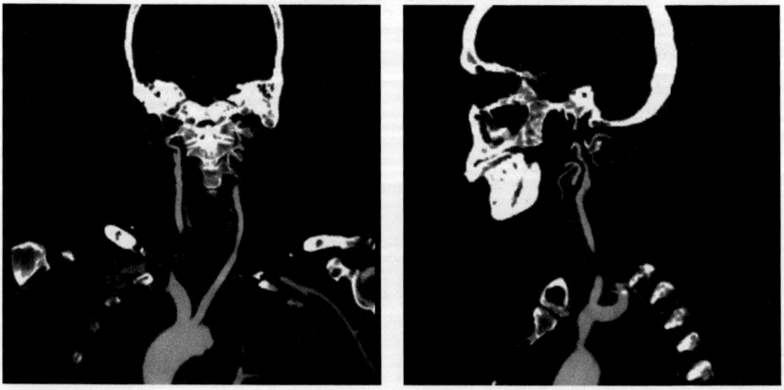

图4-59　颈部动脉的MIP重建

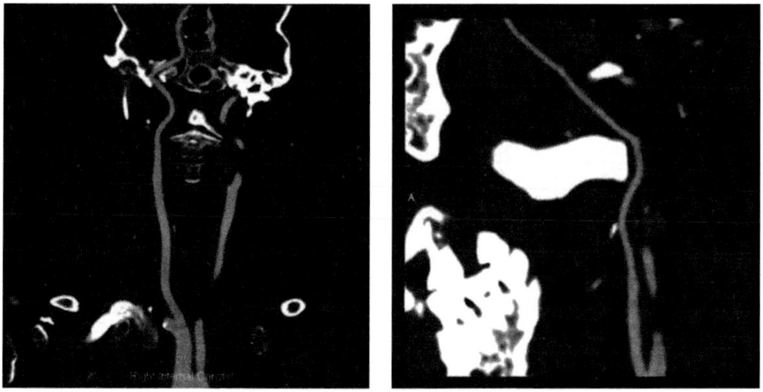

图4-60　颈部动脉的CPR重建

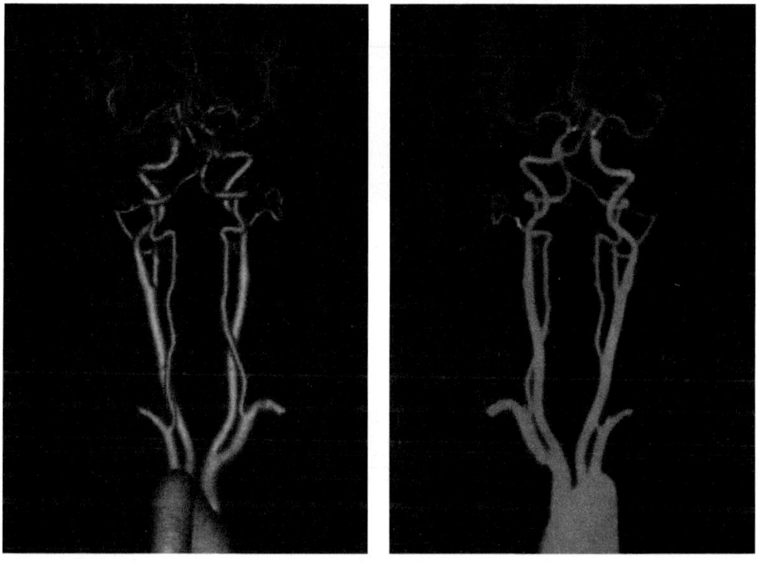

图4-61　颈部动脉的VR重建

四、注意事项

1. 对于颈部血管置入支架术后的患者，可使用锐利算法重建一个薄层图像，可更好地显示支架，观察支架内是否出现再狭窄。

2. 有人工血管术后的患者，须包全整个人工血管，明确人工血管的起始位置和连接位置。

3. 颈部肿瘤的患者需扫描静脉期，明确肿瘤的范围、血供、强化程度及其与周围组织之间的关系等。

4. 在重建CPR图像时，转角度要避免出现“镜像”现象，如图4-62所示。

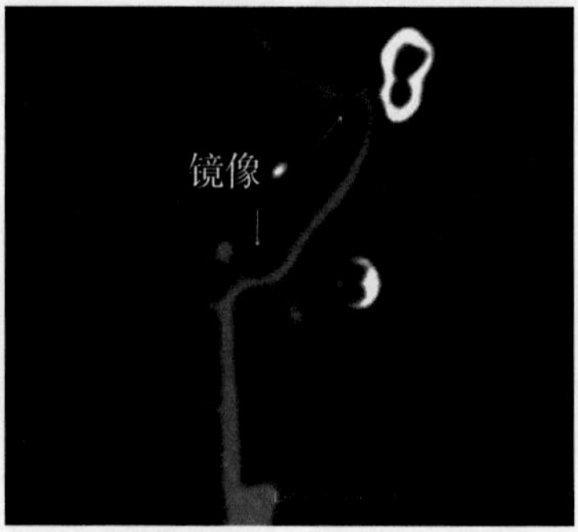

图4-62 CPR重建时出现“镜像”现象

（罗婉莉）

第十二节 胸痛三联症

一、检查前准备

1. 询问患者或其家属病史情况，确保患者无检查禁忌证。

2. 安装心电图电极并连接心电装置。

3. 训练患者呼吸及屏气，观察并记录患者屏气时的心率情况。

4. 控制心率：对于64排CT，要求将心率控制在70次/分以下；对于后64排CT，根据设备性能要求心率低于90次/分。

5. 对心律失常如频发期前收缩和心房颤动者，视心室率快慢及临床医师和患者的意愿而决定是否进行扫描。

二、扫描范围

1. 体位　仰卧位，头先进，嘱患者两臂上举抱头，身体置于床面正中，侧面定位像对准人体正中冠状面。

2. 范围　胸廓入口至心脏膈面下1cm（图4-63）。

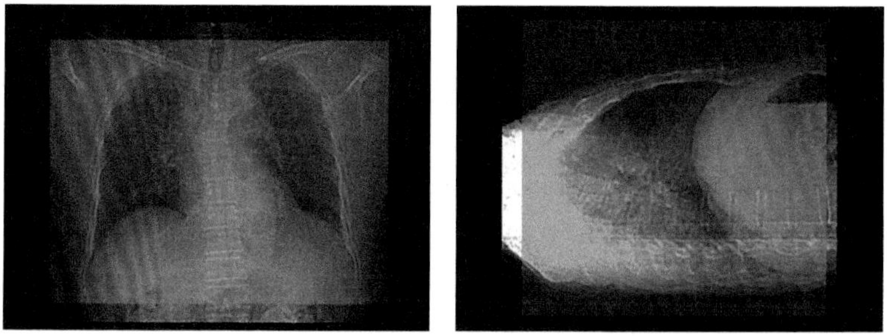

图4-63　胸痛三联症扫描范围示意图

三、扫描技术

1. 心电前瞻门控扫描及心电回顾门控扫描。

2. 对比剂注射方案：推荐使用80～100ml对比剂，流速4.5～6.0ml/s。对比剂注射可选用双期注射或三期注射。

（1）双期注射：Ⅰ期注射对比剂，Ⅱ期注射80～100ml生理盐水。

（2）三期注射：Ⅰ期注射对比剂，Ⅱ期注射对比剂＋生理盐水共30ml，比例为3∶7。多数高压注射器不能注射混合液，选用流率的方法为注射对比剂10ml（2～3ml/s）左右；Ⅲ期注射30～80ml生理盐水。

3．监测触发：对比剂注射后8～10秒开始监测，触发层面为升主动脉，触发阈值为100～150Hu，达到此阈值后机器自动触发，并延迟3～6秒后（患者吸气和屏气口令后）开始扫描。

四、图像质量要求及图像重建技术

1．图像质量要求　质量优，血管充盈显影良好，与周围组织对比明显，边界清楚，边缘清晰锐利，无高浓度对比剂引起的发射状高密度伪影或不规则低密度伪影，无明显运动伪影、无错层，冠状动脉3级以上分支图像显示清晰。

2．图像重建技术　冠状动脉、胸主动脉、肺动脉后重建步骤具体参考本章第二至四节。

五、注意事项

胸痛三联症患者多为突然发病，病情危急，若不能正确诊断治疗，易延误最佳治疗时机而威胁生命。因此，在保证诊断条件的情况下，应放宽要求以尽快完成检查。

（吴佳芳）

第五章

腹部、盆腔

第一节　肝、胆囊及脾

一、检查前准备

1. 检查前少渣饮食，1周内禁服含金属的药物或行消化道钡剂造影。

2. 检查当日禁食4小时以上，不禁水。

3. 检查前15～20分钟口服温水500～1000ml，上检查床前即刻再服200～300ml（使胃及十二指肠壶腹部充盈，形成良好对比）。

4. 进行屏气训练。

二、扫描技术

1. 平扫

（1）体位：头先进或足先进、仰卧位，两臂上举，若上举困难则双手放置身体两侧，身体位于检查床正中间。

（2）定位：扫描起始线对准剑突，水平线定于腋中线。

（3）扫描范围：从膈顶扫描至脾下极（图5-1）。

2. 增强

（1）注射参数：静脉内团注对比剂，对比剂含碘浓

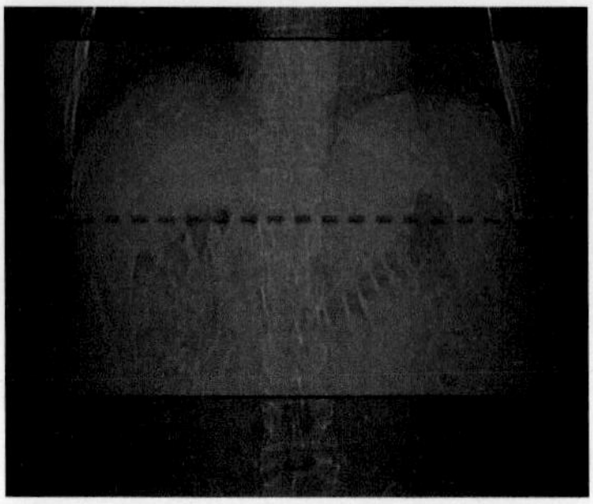
图5-1 肝、胆囊及脾扫描范围

度320～370mg/ml，流速2.5～3.5ml/s，对比剂总量80～100ml（1～1.5ml/kg，最多不超过100ml），随后生理盐水按相同注射速度冲洗100ml。

（2）三期扫描，动脉期延迟25～30秒，门静脉期延迟50～60秒，实质期延迟120～180秒。

3. 重建 重建层厚5mm，重组图像层厚≤1mm，层间隔≤层厚。重建算法：腹窗或软组织窗。

4. 影像质量标准 清晰分辨肝、胆囊及脾，肝动脉晚期肝动脉及门静脉显影，肝静脉不显影。

三、图像后处理

MPR冠状位及矢状位，如图5-2所示。

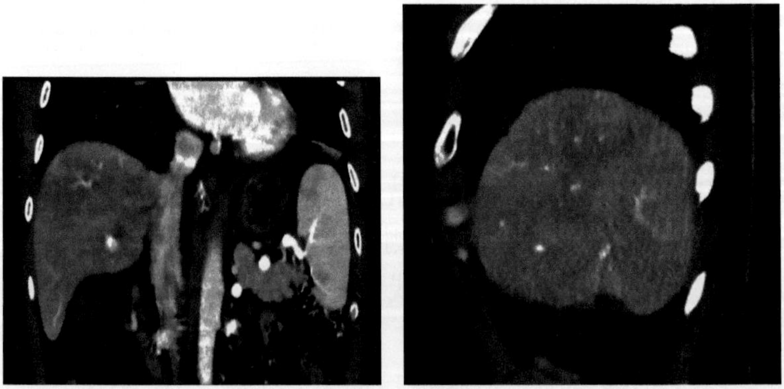
图5-2 肝、胆囊及脾MPR重建

（杨蔓蔓）

第二节　胰　　腺

一、检查前准备

1. 检查前1周内未服用过钡剂等阳性对比剂。

2. 胰腺检查患者应空腹，禁食4小时以上。

3. 检查前口服300～500ml温开水，使胃充盈，以便与其他相邻脏器区分开来。

二、扫描技术

1. 平扫

（1）体位：仰卧位，头先进，双臂上举，若上举困难者将双手放置身体两侧，身体位于检查床正中间。

（2）定位：扫描起始线对准剑突，侧面定位线对准腋中线。

（3）扫描范围：从膈顶扫描至脾下极。胰腺重建范围自肝门起包括整个胰腺及胰周组织（图5-3）。

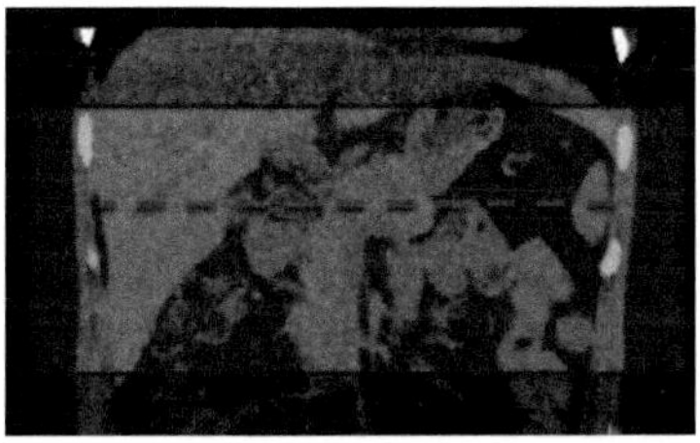

图5-3　胰腺重建范围

2. 增强　使用320～370mg/ml的对比剂，依据体重（1ml/kg）注射对比剂，流速2～3ml/s；随后用80～100ml生理盐水按同样速度冲洗。采用“双期扫描”，动脉期扫描时间延迟35～40秒，胰腺实质期扫描时间延迟65～70秒。

3. 重建　厚层重建层厚≤3mm，薄层重建层厚≤

1mm，层间隔≤层厚。重建算法：腹窗或软组织窗。

三、图像后处理

MPR冠状位及矢状位，如图5-4所示。

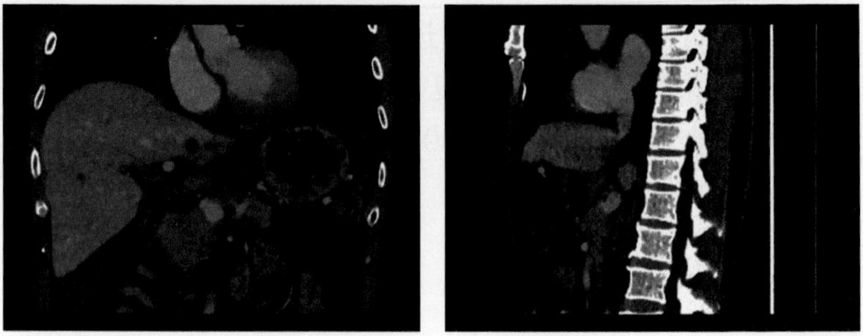

图5-4 胰腺MPR重建

四、注意事项

1. *胰腺囊性肿瘤* 部分肿瘤较大，需扩大扫描范围，以便把病变组织包括完全。

2. *胰岛细胞瘤* 此类型较微小肿瘤可行胰腺CT灌注扫描。

（林 洁）

第三节 小 肠

一、检查前准备

1. 体内有胶囊内镜，请提早告知CT室。

2. 检查前一天及当天行少渣饮食，喝药水前排大便。

3. 检查前45～60分钟开始分3～4次口服2.5%甘

露醇溶液1600～2000ml（视患者耐受情况尽量多服，使肠道充盈），检查前5～10分钟肌内注射2支山莨菪碱（20mg），完成上述准备至检查前不再排大便。完全肠梗阻患者不宜服用甘露醇溶液。

二、扫描技术

1．平扫

（1）体位：俯卧位，足先进，双手向前伸至头顶。

（2）定位：双乳头连线对准定位灯横线，水平线对准人体腋中线。

（3）扫描范围：从膈顶至耻骨联合下缘（图5-5）。

2．增强　常规采用静脉内团注对比剂的方法，注射流速3～5ml/s，对比剂用量60～80ml，随后80～100ml生理盐水按同样速度冲洗。采用团注追踪法（bolus-tracking）：在膈顶选取检测层面并扫描，在降主动脉设置一个ROI检测区，设定CT阈值（推荐100～150Hu），ROI内CT值达到该阈值时启动扫描，行动脉期和静脉期双期扫描（动脉期延迟25～30秒，门静脉期延迟50～60秒）。

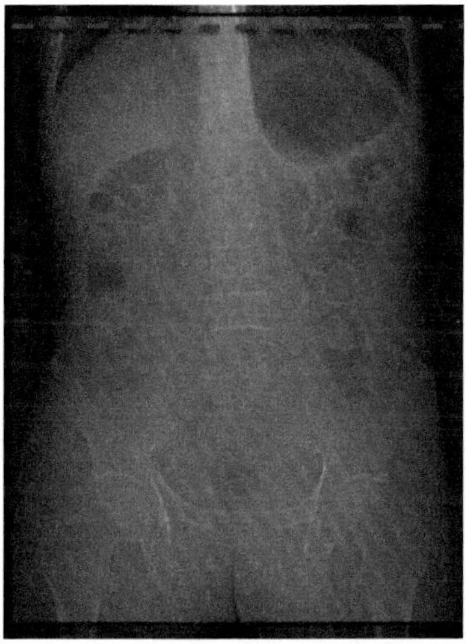

图5-5　CTE扫描范围

3．重建　重建层厚5mm，重组图像层厚≤1mm，层间距≤层厚，重建算法：腹窗或软组织窗。

三、图像后处理

1．对动脉期薄层进行MPR冠状位、矢状位重组，范围如图5-6所示。

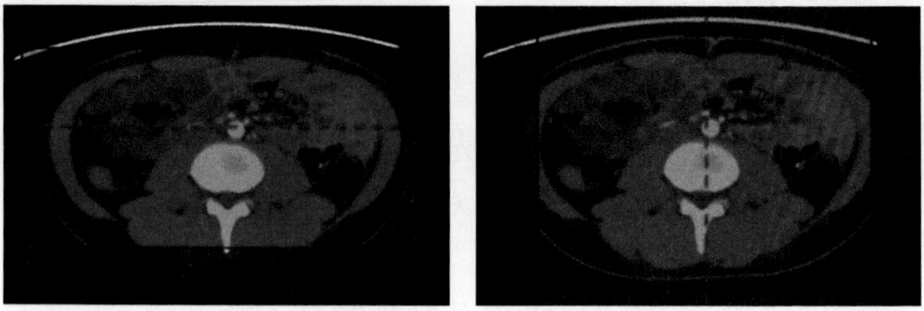

图5-6　MPR冠状位、矢状位重组范围

2. CTE的动脉期MIP冠状位、矢状位重建，如图5-7所示。

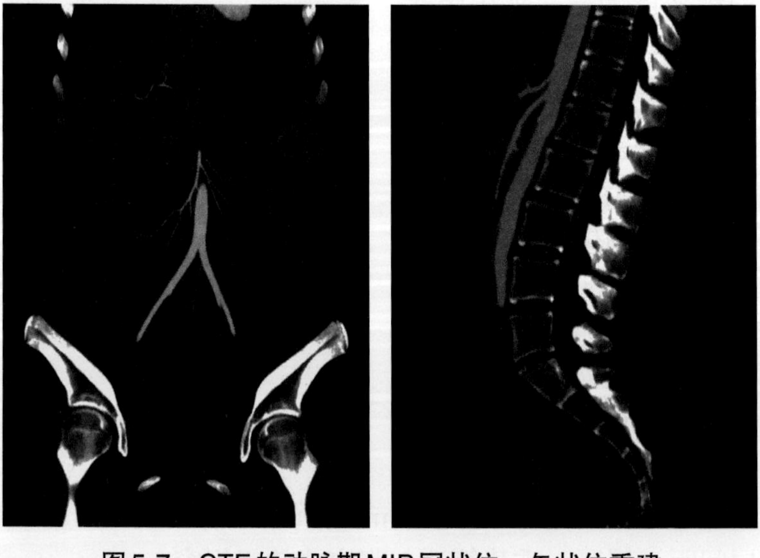

图5-7　CTE的动脉期MIP冠状位、矢状位重建

3. CTE的动脉期血管VR重建，如图5-8所示。

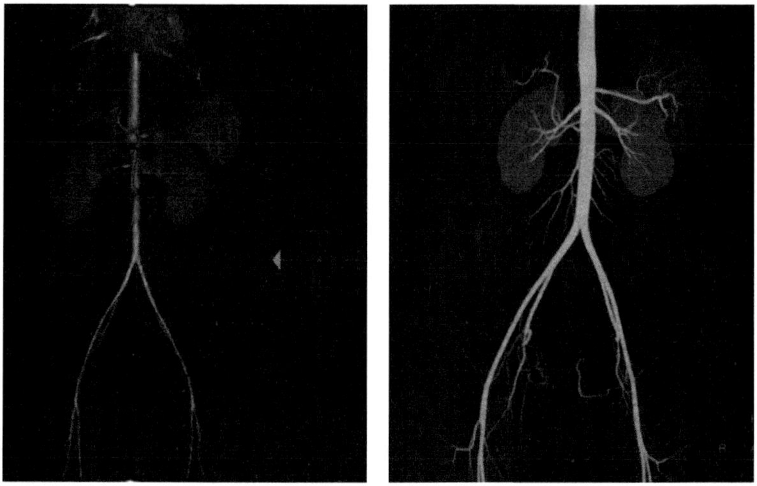

图5-8　CTE的动脉期血管VR重建

四、注意事项

要求小肠足够充盈，便于病变显示。

第四节　肾　上　腺

一、检查前准备

1. 检查当日禁食4小时以上，不禁水。

2. 检查前进行屏气训练，保证扫描时腹部处于静止状态。

二、扫描技术

1. 平扫

（1）体位：仰卧位，足先进，两臂上举，身体置于检查床正中间。

（2）定位：双乳头连线对准定位灯横线，水平线对准人体腋中线，扫描腹部正位像。

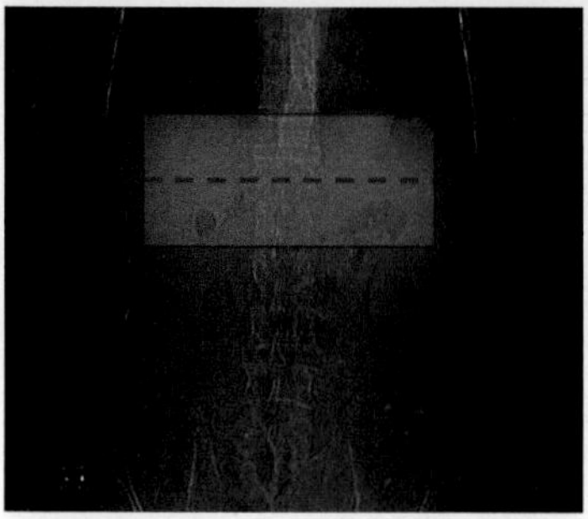

图5-9 肾上腺重建范围

（3）扫描范围：从膈顶扫描至脾下极、肾上腺重建范围从肾上腺上缘至肾门、缩小视野，从而放大图像（图5-9）。

2. 增强 常规采用静脉内团注对比剂的方法，注射流速：2.5～3.5ml/s，对比剂用量80～100ml，随后用80～100ml生理盐水按同样速度冲洗。行动脉期（25～30秒）和静脉期（50～60秒）双期扫描。

3. 重建 重建层厚≤3mm，重组图像层厚≤1mm，层间距≤层厚。重建算法：腹窗或软组织窗。

三、图像后处理

MPR进行冠状位和双侧肾上腺斜矢状位重组（图5-10，图5-11，图5-12）。

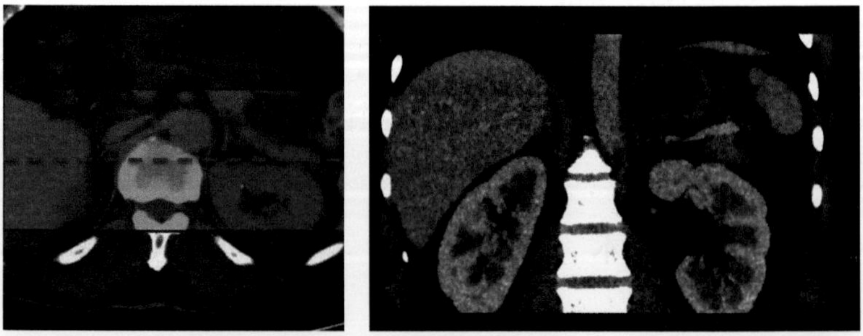

图5-10 肾上腺冠状位重组范围

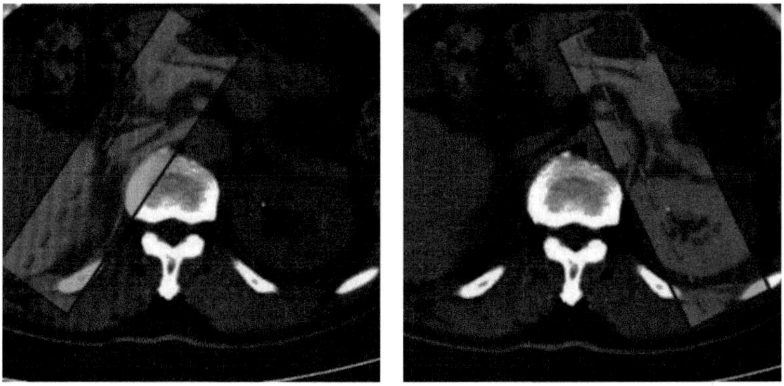

图5-11　双侧肾上腺斜矢状位重组方向及范围

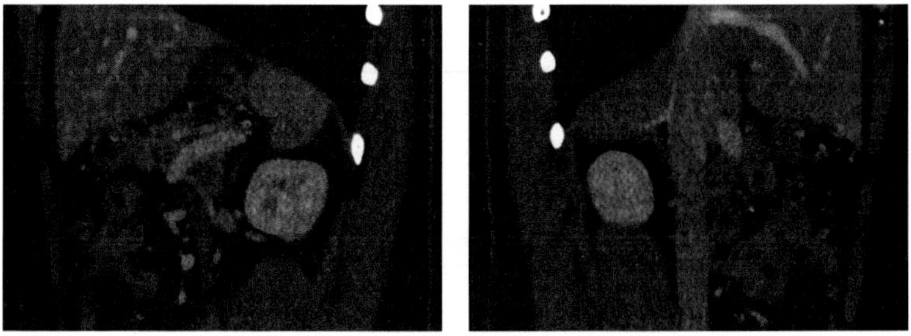

图5-12　双侧肾上腺斜矢状位重组图像

四、注意事项

无明显呼吸运动伪影，清晰显示肾上腺及周围组织结构。

第五节　肾

一、检查前准备

1. 检查当日禁食4小时以上，不禁水。

2. 检查前进行屏气训练，保证扫描时患者腹部处于静止状态。

二、扫描技术

1. 平扫

（1）体位：仰卧位，足先进，两臂上举，身体置于检查床正中间。

（2）定位：双乳头连线对准定位灯横线，水平线对准人体腋中线，扫描腹部正位像。

（3）扫描范围：从肾上极至肾下极（图5-13）。

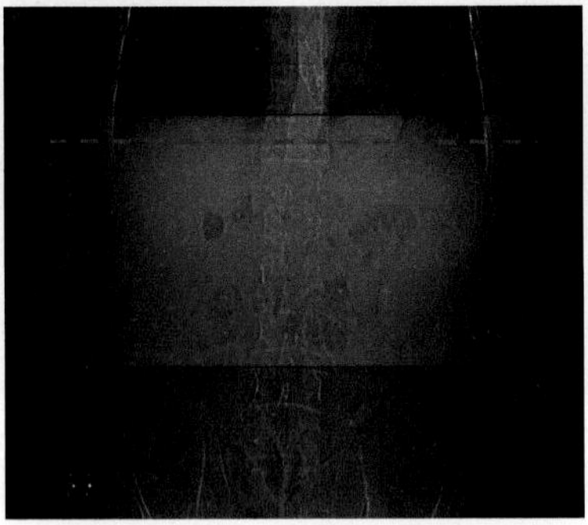

图5-13 肾扫描范围

2. 增强 采用静脉内团注对比剂的方法，注射流速2.5 ～ 3.5 ml/s，对比剂用量80 ～ 100ml，随后用80 ～ 100ml生理盐水按同样速度冲洗。扫描期相和延迟时间：肾脏通常行皮质期、髓质期和分泌期扫描，皮质期延迟25 ～ 30秒，髓质期延迟90 ～ 110秒，分泌期延迟3 ～ 5分钟。

3. 重建 重建层厚5mm，重组图像层厚≤1mm，层间距≤层厚。重建算法：腹窗或软组织窗。

三、图像后处理

MPR冠状位和矢状位重组（图5-14，图5-15）。

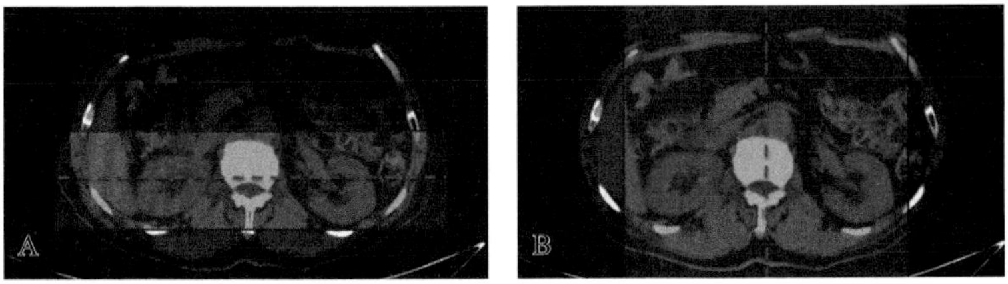

图5-14　肾冠状位和矢状位重组范围
A.冠状位；B.矢状位

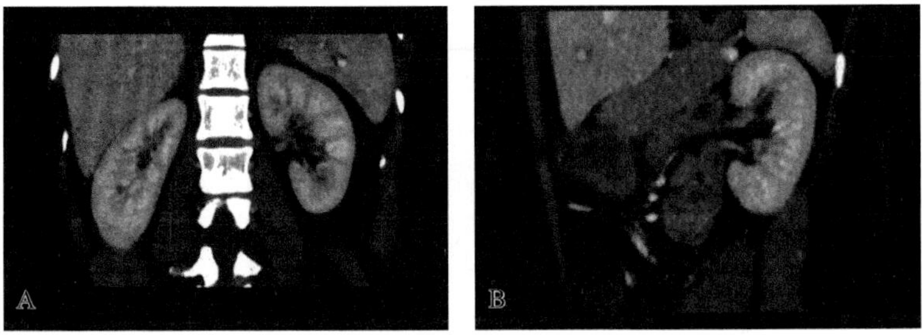

图5-15　肾冠状位和矢状位重组图像
A.冠状位；B.矢状位

四、注意事项

肾移植患者行肾CT检查时注意包全移植肾（多位于髂窝位置）。

第六节　子宫、阴道

一、检查前准备

检查前1周内禁服含有重金属的药物或进行消化道

钡剂造影。

二、扫描技术

1. 平扫

（1）体位：仰卧位，足先进，两臂上举，身体置于检查床正中间。

（2）定位：双侧髂嵴连线对准定位灯横线，水平线对准人体腋中线，扫描盆腔正位像。

（3）扫描范围：从髂嵴扫描至耻骨联合下缘（图5-16）。

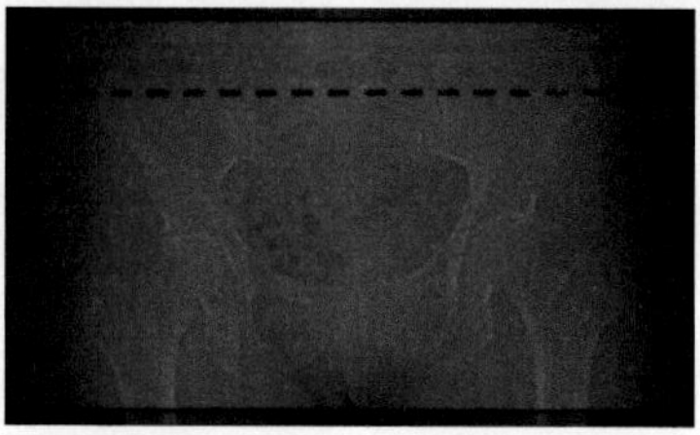

图5-16 子宫扫描范围

2. 增强 常规采用静脉内团注对比剂的方法，注射流速3.0～4.0ml/s，对比剂用量80～100ml，随后用80～100ml生理盐水按同样速度冲洗。行动脉期（30～35秒）和静脉期（60～75秒）双期扫描。

3. 重建 重建层厚5mm，重组图像层厚≤1mm，层间距≤层厚。重建算法：腹窗或软组织算法。

三、图像后处理

子宫MPR冠状位和矢状位重组（图5-17，图5-18）。

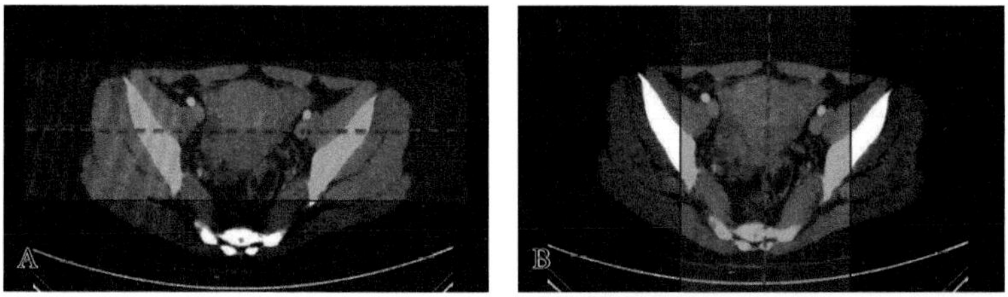

图5-17　子宫冠状位和矢状位重组范围

A.冠状位；B.矢状位

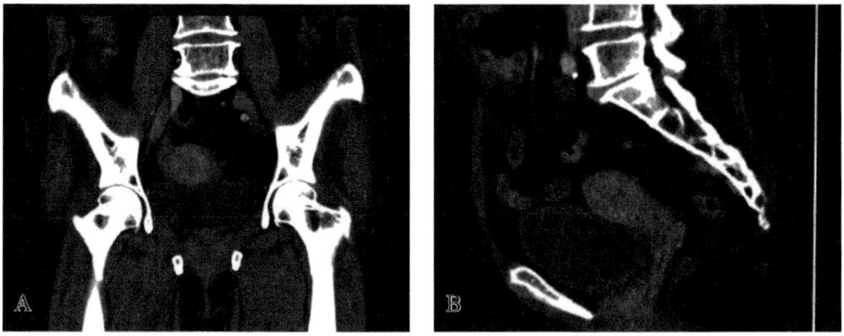

图5-18　子宫冠状位、矢状位重组图像

A.冠状位；B.矢状位

（张菁菁）

第七节　直　　肠

一、检查前准备

检查前少渣饮食，1周内禁服含金属的药物或行消化道钡剂造影。

二、扫描技术

1. 平扫

（1）体位：足先进、仰卧位，两臂上举，身体位于检查床正中间。

（2）定位：扫描起始线对准髂嵴，水平线定于腋中线。

（3）扫描范围：从髂嵴扫描至耻骨联合下缘（图5-19）。

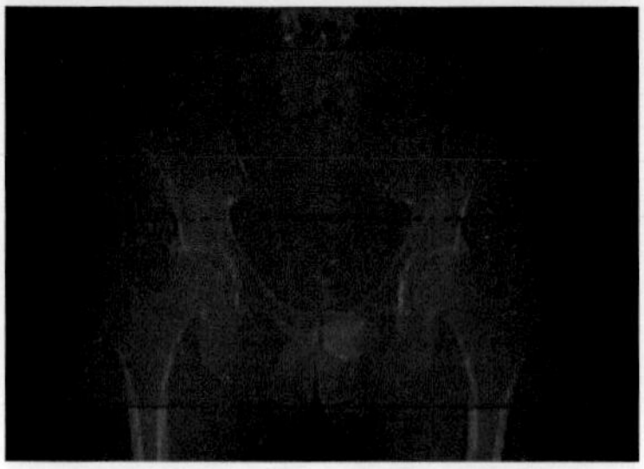

图5-19 直肠扫描范围

2. 增强

（1）注射参数：静脉内团注对比剂，对比剂含碘浓度320～370mg/ml，流速3.0～4.0ml/s，对比剂用量80～100ml（1～1.5ml/kg，最多不超过100ml）；随后用80～100ml生理盐水按同样速度冲洗。

（2）动脉期延迟30～35秒，门静脉期延迟60～75秒。

3. 重建 采用MPR技术重组冠状位、矢状位（图5-20）。

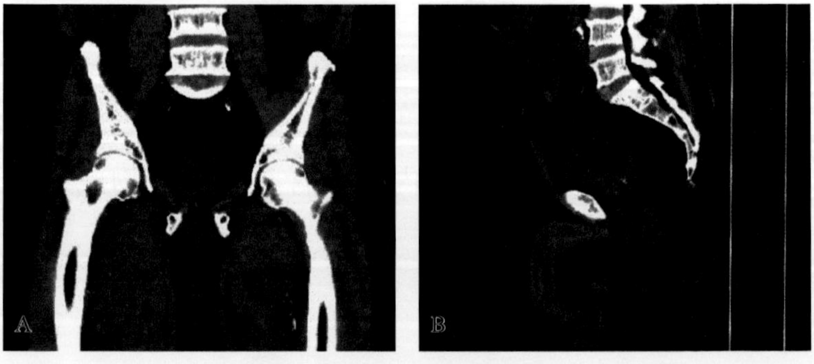

图5-20 直肠重组范围

A.冠状位；B.矢状位

4. 影像质量标准　清晰分辨直肠。

（杨蔓蔓）

第八节　膀　胱

一、检查前准备

1. 检查前1周内未服用过钡剂等阳性对比剂。

2. 要求患者摘除检查部位附近的金属物品（如项链、金属纽扣、皮带、拉链等）。

3. 行增强扫描患者提前了解对比剂禁忌证与可能发生的过敏反应并签好同意书，而后由护士给该患者建立静脉通道。

4. 检查前患者应多喝温开水、憋尿，待膀胱充盈再做检查。

5. 检查前给患者用铅衣盖上辐射敏感部位（检查部位除外）。

二、扫描技术

1. 平扫

（1）体位：仰卧位，头先进，双臂上举，若有困难者将双手放置身体两侧，身体位于检查床正中间。

（2）扫描起始线对准脐，侧面定位线对准身体中线。

（3）扫描范围：膀胱的扫描范围自膀胱顶部扫描至耻骨联合下（图5-21）。

2. 增强　使用320～370mg/ml的对比剂，依据患

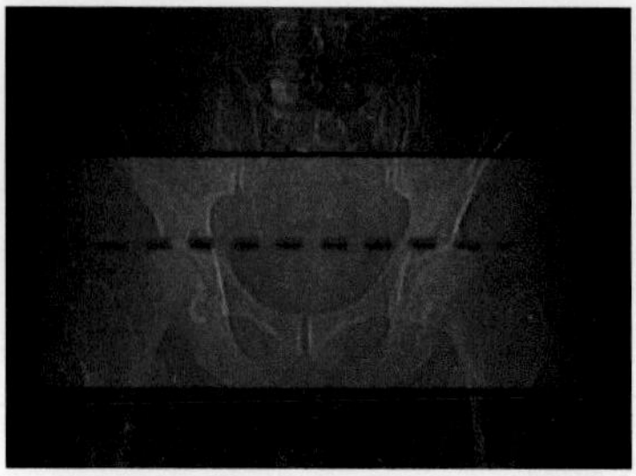

图5-21 膀胱扫描范围

者体重1ml/kg的比例注射对比剂，流速2～3ml/s；随后用80～100ml生理盐水按同样速度冲洗。采用三期扫描，动脉期延迟扫描时间30～35秒，静脉期延迟扫描时间60～75秒，排泄期延迟扫描时间2～3分钟。

3. 重建 厚层重建层厚≤3mm，薄层重建层厚≤1mm，层间隔小于层厚。重建算法：软组织窗。

三、图像后处理

MPR冠状位及矢状位，如图5-22所示。

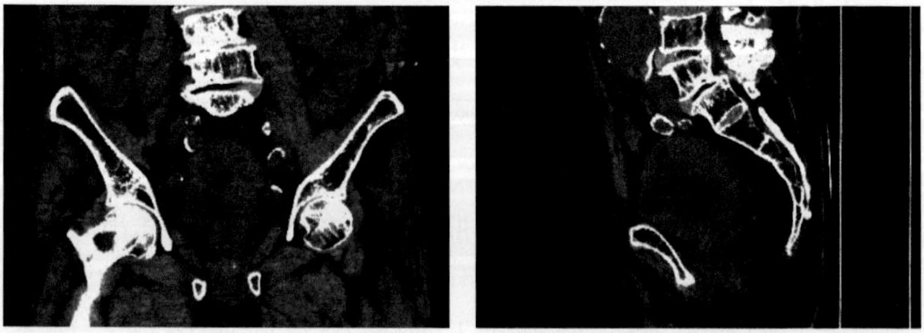

图5-22 膀胱冠状位及矢状位重组图像

四、注意事项

1. *膀胱肿物*　延长排泄期的延迟时间，使造影剂进入膀胱，膀胱肿物界线清晰可见（图5-23）。

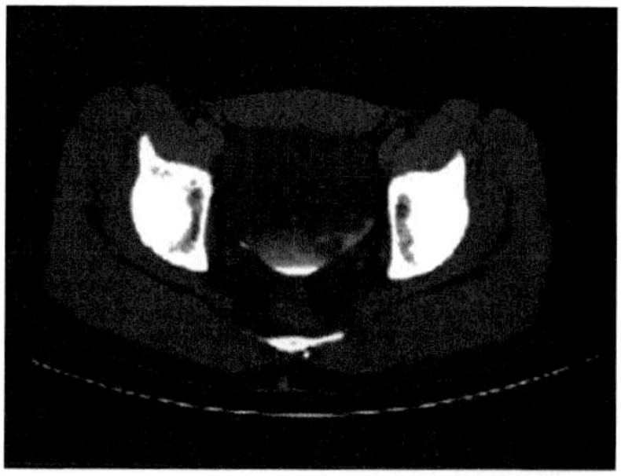

图5-23　膀胱排泄期延迟图像

2. *泌尿系统CTU检查*　范围自肾向下至膀胱下缘，三期扫描，皮质器延迟25～30秒，髓质期延迟60～70秒，排泄期延迟2～3分钟，必要时延迟至20～30分钟。

（林　洁）

第九节　前　列　腺

一、检查前准备

检查前少渣饮食，1周内禁服含金属的药物或行消化道钡剂造影。

二、扫描技术

1. 平扫

（1）体位：足先进、仰卧位，两臂上举，身体位于检查床正中间。

（2）定位：扫描起始线对准髂嵴，水平线定于腋中线。

（3）扫描范围：从髂嵴扫描至耻骨联合下缘（图5-24）。

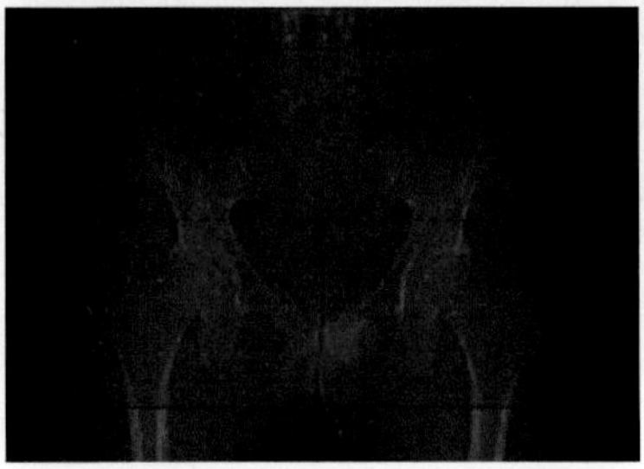

图5-24 前列腺扫描范围

2. 增强

（1）注射参数：静脉内团注对比剂，对比剂流速3.0～4.0ml/s，对比剂用量80～100ml（1～1.5ml/kg，最多不超过100ml）。

（2）动脉期延迟30～35秒，门静脉期延迟60～75秒。

3. 重建　重建层厚5mm，重组图像层厚≤1mm，层间隔≤层厚。重建算法：腹窗或软组织窗。

4. 影像质量标准　清晰分辨前列腺。

三、图像后处理

MPR冠状位及矢状位，如图5-25所示。

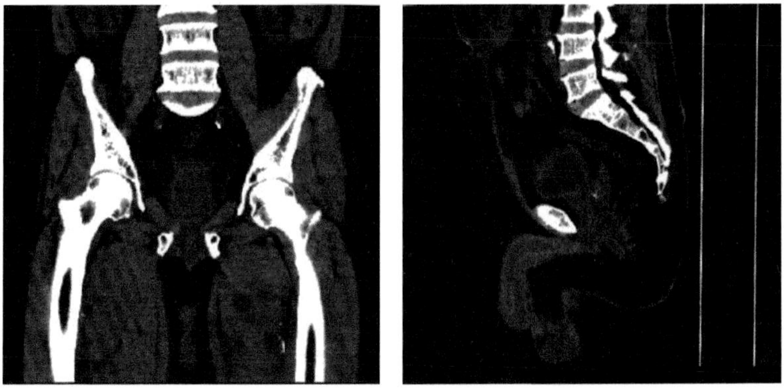

图5-25　前列腺的MPR重组图

（杨蔓蔓）

第六章

脊　　柱

第一节　颈　　椎

一、检查前准备

1. 要求患者摘除所有含金属的体外物品（活动义齿、助听器、发夹、耳环、项链等）。

2. 确保患者无检查禁忌证。

二、扫描技术

1. 平扫

（1）体位：头先进、仰卧位，头部略垫高，使椎体尽可能与床面平行，双手置于身体两侧，双肩尽量向下。

（2）定位：扫描起始线对准眉间，侧面定位线对准外耳门中点。

（3）扫描范围：枕骨大孔至第1胸椎（图6-1）。

（4）图像要求：无明显运动伪影；范围包括第1～7颈椎。

2. 增强　常规不进行增强扫描。

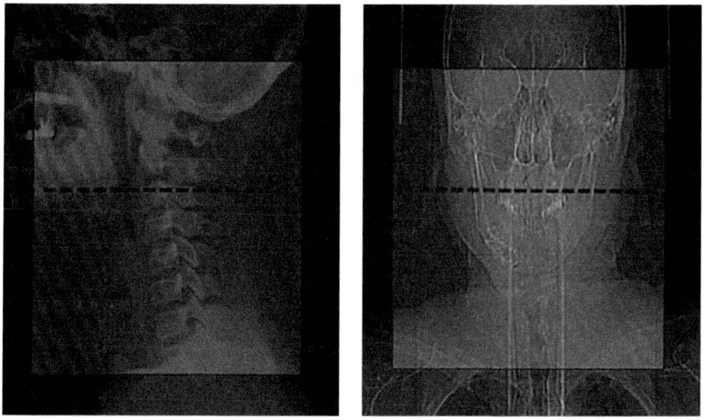

图6-1 颈椎平扫范围

三、图像后处理

1. 图像显示 拆建图像需要软组织窗和骨窗显示。

2. 椎间盘重建 使用MPR重建，重建层面平行于椎间隙，范围包括整个椎间盘，层厚及层间距≤3mm（图6-2）。

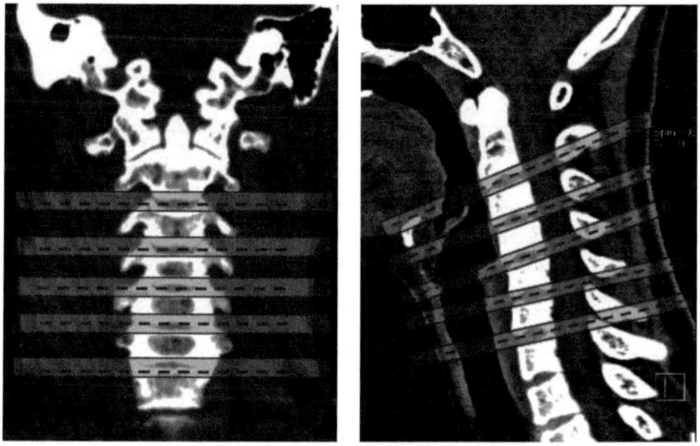

图6-2 颈椎椎间盘重建定位

3. VR三维重建　利用VR图像三维重建可以重建颈椎骨三维结构图像（图6-3）。

4. MPR三维重建　冠状位、矢状位三维重建，层厚及层间距需≤3mm（图6-4A，图6-4B）。

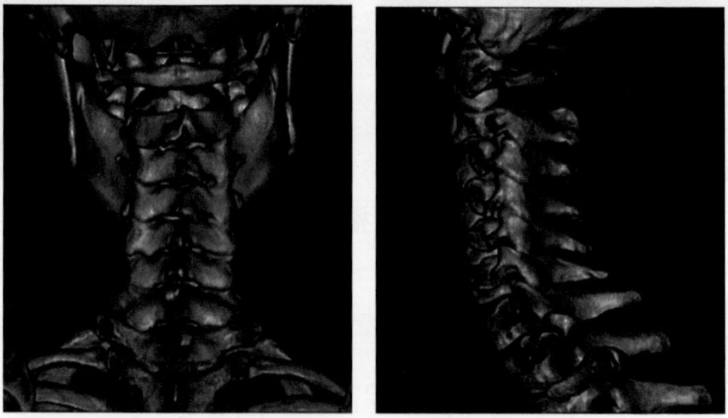

图6-3　颈椎VR重建图像

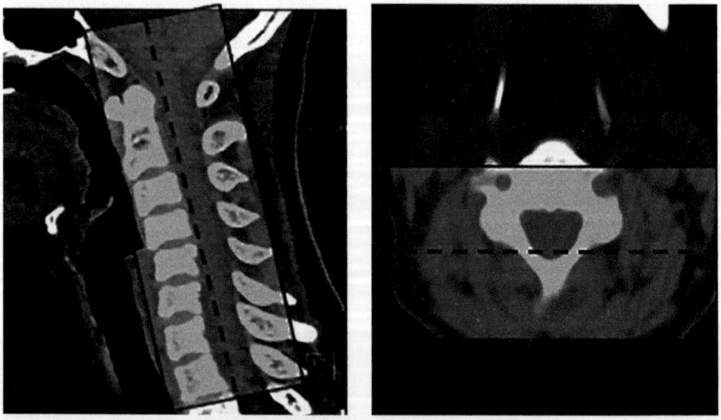

图6-4A　颈椎冠状位重建及范围

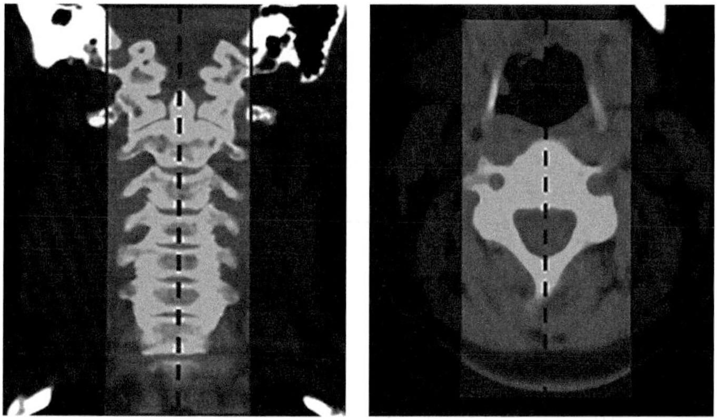

图6-4B 颈椎矢状位重建及范围

四、注意事项

1. 对于检查中躁动不安、不能合作的患者，必要时在临床指导下给予适量镇静剂，注意严密观察。

2. 对于骨折患者，特别注意过床、进床、出床操作时患者的安全问题，避免对患者造成二次伤害。

3. 对于有金属内、外固定患者，可以适当增加扫描条件或采用支持去伪影算法的仪器来降低金属伪影，以保证图像质量。

第二节 胸 椎

一、检查前准备

1. 要求患者摘除上身所有含金属的体外物品（项链、带有金属拉链的衣服等）。

2. 确保患者无检查禁忌证。

二、扫描技术

1. 平扫

（1）体位：头先进、仰卧位，使胸椎椎体尽可能位于检查床中间，双手置于头顶。

（2）定位：扫描起始线对准肩锁关节上缘，侧面定位像对准腋中线。

（3）扫描范围：第1～12胸椎（图6-5）。

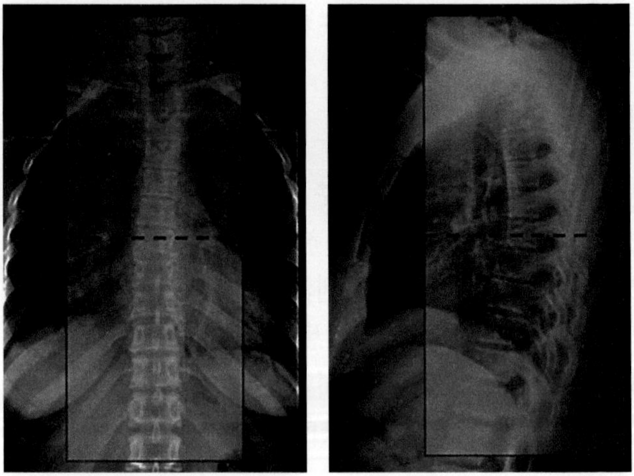

图6-5 胸椎平扫定位及范围

（4）图像要求：无明显运动伪影；范围包括第1～12胸椎。

2. 增强 常规不进行增强扫描。

三、图像后处理

1. 图像算法 拆建图像需要软组织窗和骨窗显示。

2. 椎间盘重建 使用MPR重建，重建层面平行于椎间隙，范围包括整个椎间盘，层厚及层间距需≤3mm；方法同颈椎。

3. VR三维重建 利用VR图像三维重建可以重建胸椎骨三维结构图像。

4. MPR三维重建 冠状位、矢状位三维重建，层厚及层间距需≤3mm（图6-6，图6-7）。

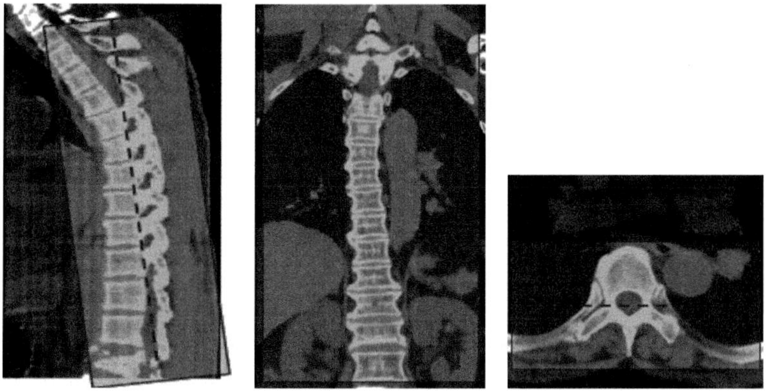

图6-6 胸椎冠状位重建及范围

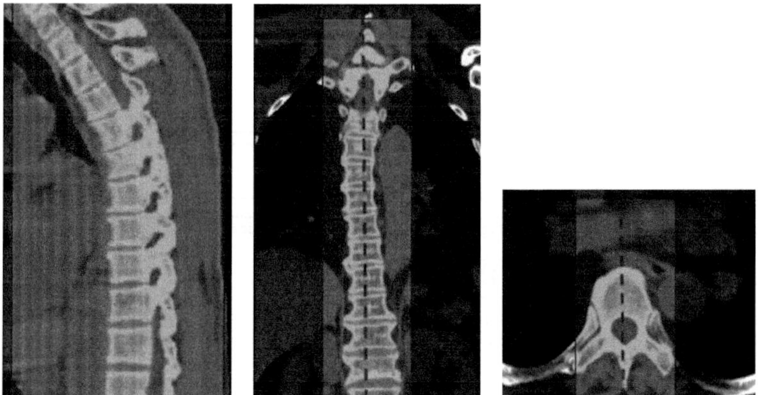

图6-7 胸椎矢状位重建及范围

四、注意事项

1. 对于检查中躁动不安、不能合作的患者，必要时在临床指导下给予适量镇静剂，注意严密观察。

2. 对于骨折患者，注意过床、进床、出床操作时患者的安全问题，避免对患者造成二次伤害。

3. 对于有金属内、外固定患者，可以适当增加扫描条件或采用支持去伪影算法的仪器来降低金属伪影，以保证图像质量。

4. 对于双手无法举过头顶的患者，可适当增加keV值来减少图像伪影。

第三节　腰　　椎

一、检查前准备

1. 要求患者摘除腰部所有含金属的体外物品（带有金属拉链的衣物等）。

2. 确保患者无检查禁忌证。

二、扫描技术

1. 平扫

（1）体位：头先进、仰卧位，使腰椎椎体尽可能位于检查床中间，双手置于头顶。

（2）定位像：扫描起始线对准剑突下，侧面定位像对准腋中线。

（3）扫描范围：第1～5腰椎（图6-8）。

（4）图像要求：无明显运动伪影；范围包括第1～5

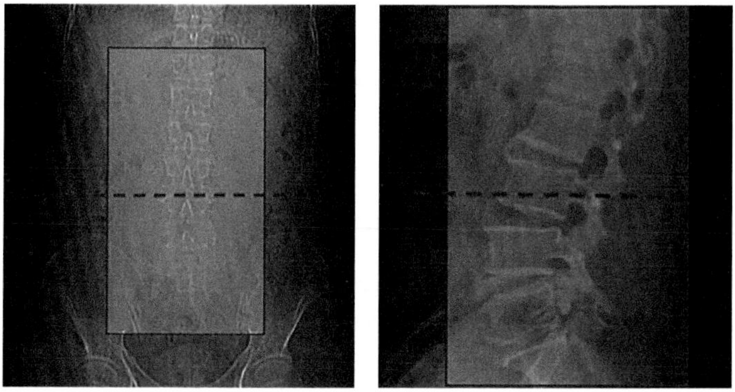

图6-8 腰椎平扫定位及范围

腰椎。

2. 增强 常规不进行增强扫描。

三、图像后处理

1. 图像算法 拆建图像需要软组织窗和骨窗显示。

2. 椎间盘重建 使用MPR重建，重建层面平行于椎间隙，范围包括整个椎间盘，层厚及层间距需≤3mm（图6-9）。

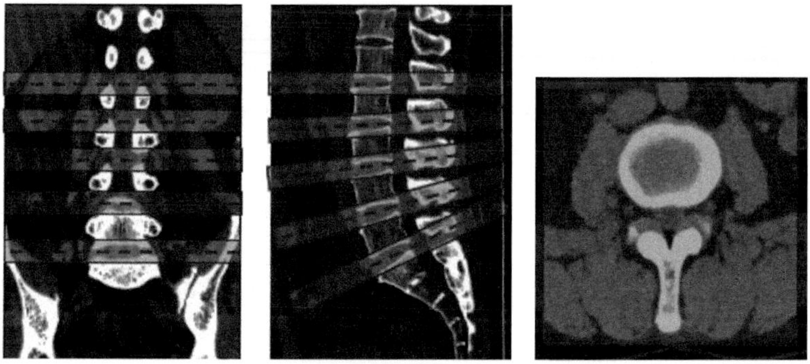

图6-9 腰椎间盘重建定位及范围

3. VR三维重建　可以显示腰椎骨三维结构。

4. MPR三维重建　冠矢状位三维重建，层厚及层间距需≤3mm（图6-10，图6-11）。

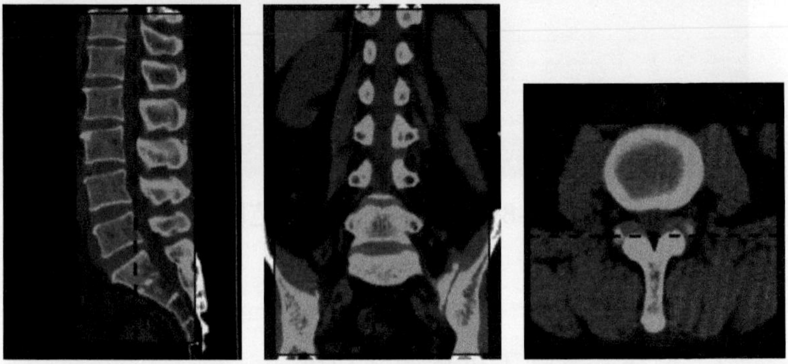

图6-10　腰椎冠状位后重建定位及范围

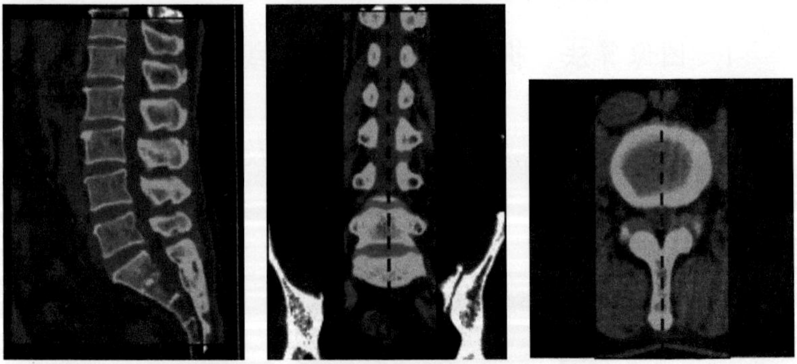

图6-11　腰椎矢状位重建及范围

四、注意事项

1. 对于检查中躁动不安、不能合作的患者，必要时在临床指导下给予适量镇静剂，注意严密观察。

2. 对于骨折患者，注意过床、进床、出床操作时患者的安全问题，避免对患者造成二次伤害。

3. 对于有金属内、外固定患者，可以适当增扫描条件或采用支持去伪影算法的仪器来降低金属伪影，以保证图像质量。

第四节 骶尾椎、骶髂关节

一、检查前准备

1. 要求患者摘除腰臀部所有含金属的体外物品（带有金属拉链的衣物等）。

2. 确保患者无检查禁忌证。

二、扫描技术

1. 平扫

（1）体位：头先进、仰卧位，使腰骶椎椎体尽可能位于检查床中间，双手置于头顶或胸前。

（2）定位像：扫描起始线对准脐下约2cm，侧面定位像对准髂嵴。

（3）扫描范围：第5腰椎至尾椎（图6-12）。

（4）图像要求：无明显运动伪影；范围包括第5腰椎至尾椎，以及骶髂关节。

2. 增强　常规不进行增强扫描。

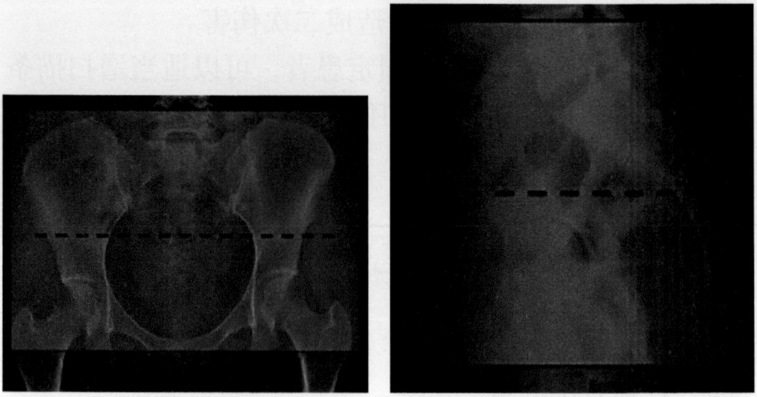

图6-12　骶尾椎（骶髂关节）平扫定位及范围

三、图像后处理

1. 图像算法　拆建图像需要软组织窗和骨窗显示。

2. VR三维重建　可以显示骶尾椎骨三维结构。

3. MPR三维重建　斜冠状位重建，层厚及层间距需≤3mm，重建方向平行于骶椎椎管长轴（图6-13）；斜横断位重建，层厚及层间距需≤3mm，重建方向垂直于骶椎长轴（图6-14）。

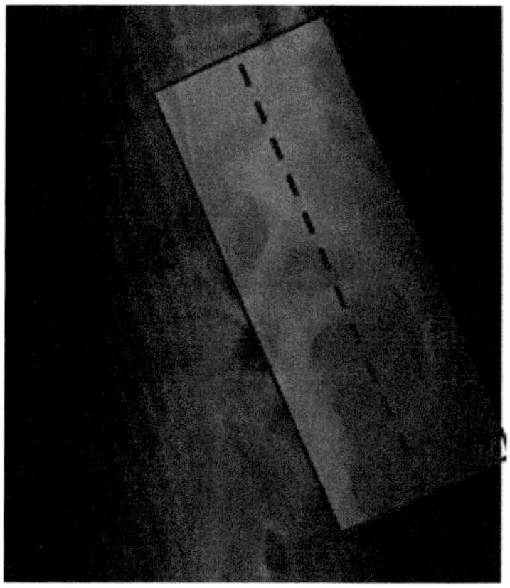

图6-13 斜冠状位重建定位

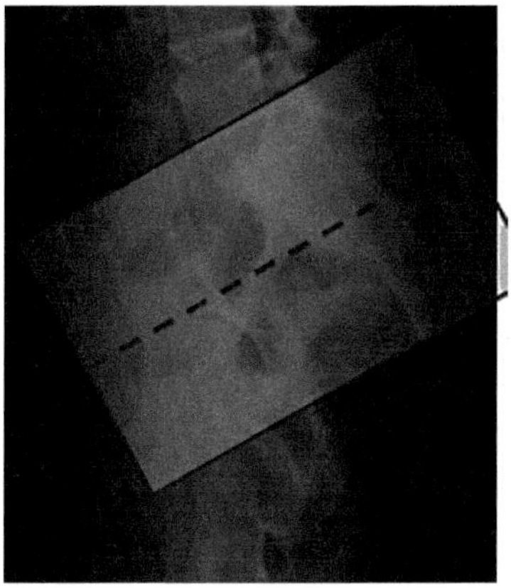

图6-14 斜横断位重建定位

四、注意事项

1. 对于检查中躁动不安、不能合作的患者，必要时在临床指导下给予适量镇静剂，注意严密观察。

2. 对于骨折患者，注意过床、进床、出床操作时患者的安全问题，避免对患者造成二次伤害。

3. 对于有金属内、外固定患者，可以适当增扫描条件或采用支持去伪影算法的仪器来降低金属伪影，以保证图像质量。

4. 为评估尿酸盐沉积，可采用双能量（双源）CT扫描评估尿酸盐累积情况。

第五节 全 脊 柱

一、检查前准备

1. 要求患者摘除身上所有含金属的体外物品（活动

义齿、助听器、发夹、耳环、项链、带有金属拉链的衣物等）。

2. 确保患者无检查禁忌证。

二、扫描技术

1. 平扫

（1）体位：头先进、仰卧位，使身体尽可能躺于检查床中间，双手置于身体两侧扫完颈椎后，双手置于头顶，扫描胸椎和腰椎。

（2）定位：扫描起始线对准眉间，侧面定位线对准腋中线。

（3）扫描范围：从枕骨大孔至尾椎，定位同颈椎、胸腰椎扫描。

（4）图像要求：无明显运动伪影；范围包括第1颈椎至尾椎。

2. 增强　常规不进行增强扫描。

三、图像后处理

1. 图像算法　拆建图像需要软组织窗和骨窗显示。

2. 椎间盘重建　使用MPR重建，重建层面平行于椎间隙，范围包括整个椎间盘，层厚及层间距需≤3mm；方法同颈椎。

3. VR三维重建　可以显示全脊柱椎骨三维结构。

4. MPR三维重建　冠状位，矢状位三维重建，层厚及层间距需≤3mm；方法同颈椎。

四、注意事项

1. 对于检查中躁动不安、不能合作的患者，必要时在临床指导下给予适量镇静剂，注意严密观察。

2. 对于骨折患者，注意过床、进床、出床操作时患者的安全问题，避免对患者造成二次伤害。

3. 对于脊柱侧弯的患者，后处理重建椎间盘时需注意调整冠状位、矢状位的角度以重建出相应椎间盘（图6-15）。

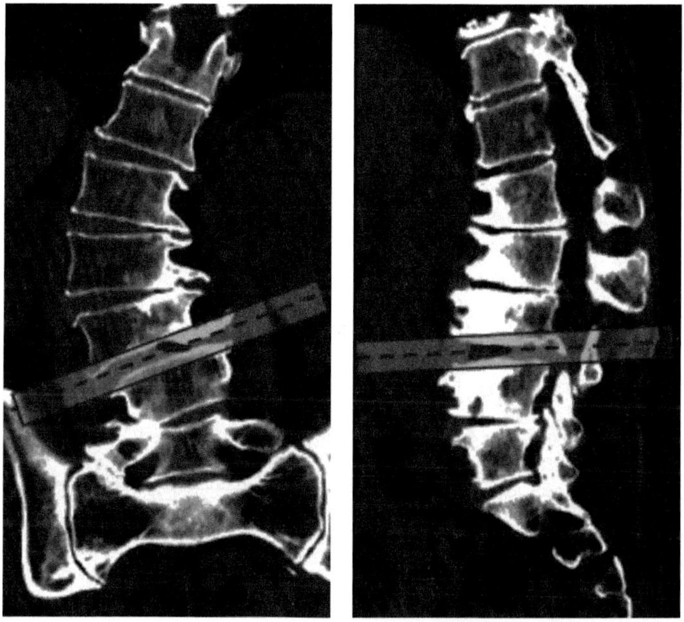

图6-15 侧弯脊柱椎间盘定位

（张梓雄）

第七章

四肢与关节

第一节　肩　关　节

一、检查前准备

去除患者肩关节前后的金属物，如项链、文胸等。

二、扫描技术

1．平扫

（1）体位：头先进，仰卧位，双上臂自然平伸置于身体两侧，掌心向上。

（2）定位：扫描基线对准尖峰下2cm。

（3）扫描范围：定位像上设定扫描范围，范围从肩峰到肩胛下角（图7-1）。

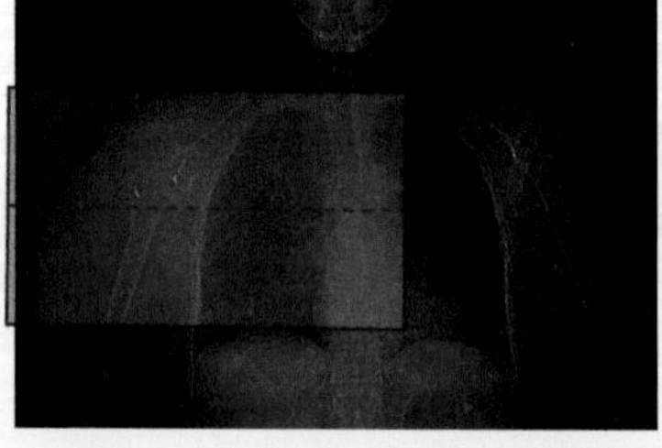

图7-1　肩关节定位像

2．增强　选择健侧的肘正中静脉注射药物。成人对比剂用量通常在60～80ml，流速2.0～

3.0ml/s，儿童0.5～1ml/kg，流速1.0～1.5ml/s。分两期扫描，动脉期延迟25～30秒，静脉期延迟60～70秒。

3. 重建　重建层厚3mm，层间隔≤层厚；重建算法：软组织窗及骨窗。

三、图像后处理

1. 肩关节MPR冠状位、矢状位重建　如图7-2所示。

2. 肩关节VR重建　如图7-3所示。

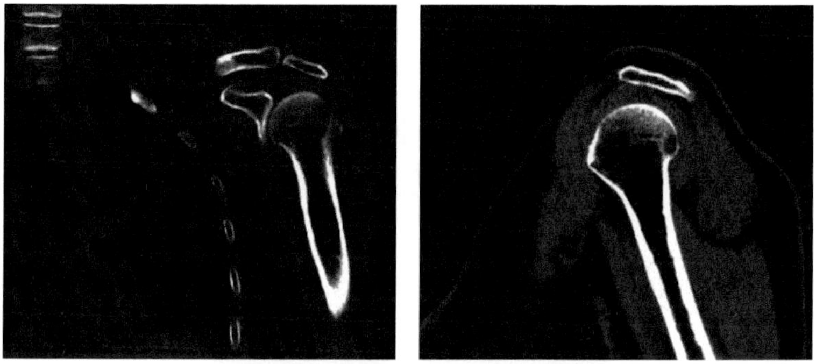

图7-2　肩关节冠状位、矢状位MPR重建

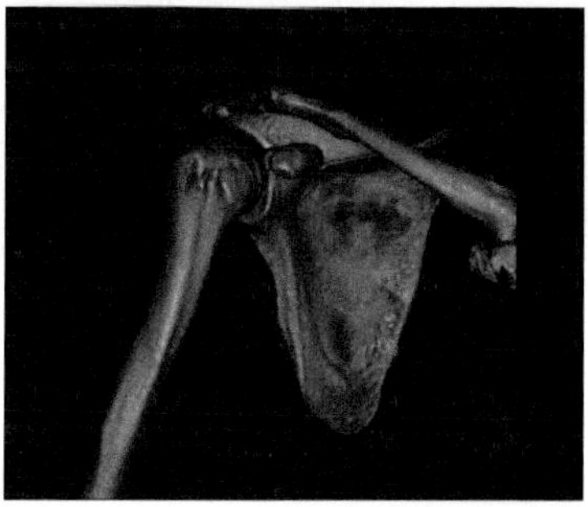

图7-3　肩关节VR重建

四、注意事项

检查前嘱患者平静呼吸。

第二节　肱骨/上臂

一、检查前准备

除去患者肱骨同一水平部位的金属物，如项链、文胸。

二、扫描技术

1. 平扫

（1）体位：头先进，仰卧位，患侧上肢上举，手心向上，上臂向床面正中靠拢。若上肢无法上举，则紧贴身体。

（2）扫描范围：包全肱骨及邻近关节（图7-4）。

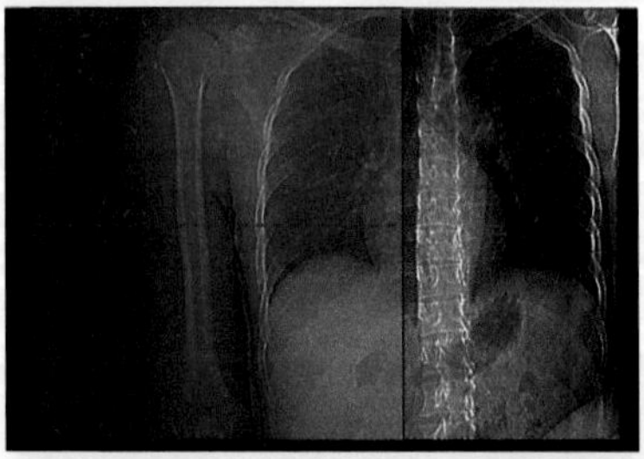

图7-4　肱骨定位像

2. 增强　选择健侧的肘正中静脉注射药物。成人对比剂用量通常在60～80ml，流速2.0～3.0ml/s，儿童

0.5～1ml/kg，流速1.0～1.5ml/s。分两期扫描，动脉期延迟25～30秒，静脉期延迟60～70秒。

3. 重建　重建层厚3mm，层间隔≤层厚；重建算法：软组织窗及骨窗。

三、图像后处理

1. 肱骨MPR冠状位及矢状位重建　如图7-5所示。
2. 肱骨VR重建　如图7-6所示。

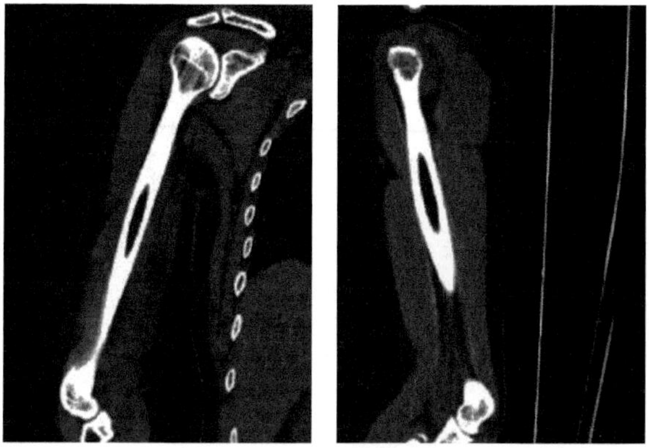

图7-5　肱骨MPR重建

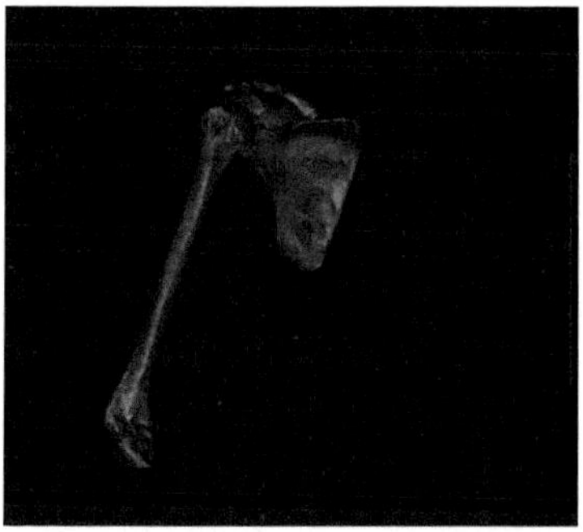

图7-6　肱骨VR重建

第三节　肘　关　节

一、检查前准备

去除患者检查部位及同一水平部位的其他金属物。

二、扫描技术

1. 平扫

（1）体位：头先进，仰卧位，患侧上肢上举，手心向上，上臂向床面正中靠拢。若上肢无法上举，则紧贴身体。

图7-7　肘关节定位像

（2）扫描范围：包括肘关节、部分肱骨和尺桡骨（图7-7）。

2. 增强　选择健侧的肘正中静脉注射药物。成人用量通常在60～80ml，流速2.0～3.0ml/s，儿童0.5～1ml/kg，流速1.0～1.5ml/s。分两期扫描，动脉期延迟25～30秒，静脉期延迟60～70秒。

3. 重建　重建层厚3mm，层间隔≤层厚；重建算法：软组织窗及骨窗。

三、图像后处理

1. 肘关节MPR冠状位及矢状位重建　如图7-8所示。

2. 肘关节VR重建　如图7-9所示。

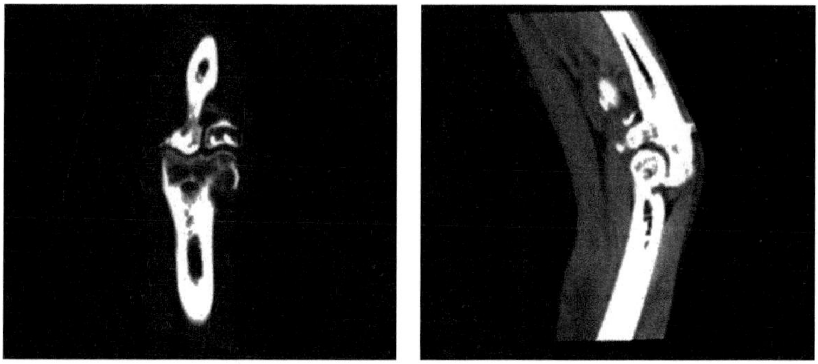

图7-8 肘关节MPR重建

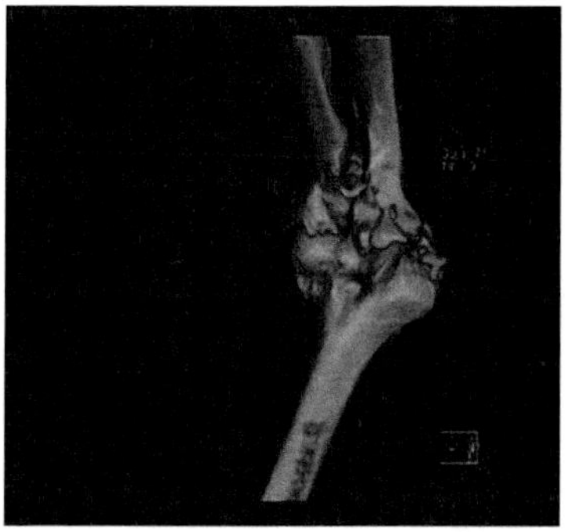

图7-9 肘关节VR重建

第四节 尺桡骨/前臂

一、检查前准备

除去患者检查部位及同一水平部位的金属物。

二、扫描技术

1. 平扫

（1）体位：头先进，仰卧位，患侧上肢上举，手心

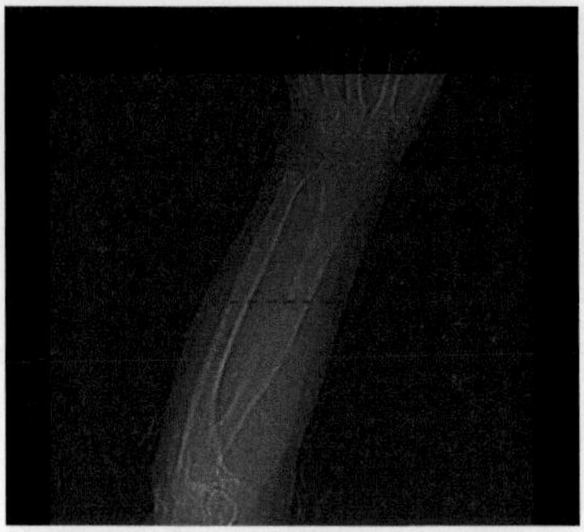

图7-10　尺桡骨定位像

向上，上臂向床面正中靠拢。若上肢无法上举，则紧贴身体。

（2）扫描范围：包全尺桡骨及邻近关节（图7-10）。

2. 增强　选择健侧的肘正中静脉注射药物。成人用量通常在60～80ml，流速2.0～3.0ml/s，儿童0.5～1ml/kg，流速1.0～1.5ml/s。分两期扫描，动脉期延迟25～30秒，静脉期延迟60～70秒。

3. 重建　重建层厚3mm，层间隔≤层厚；重建算法：软组织窗及骨窗。

三、图像后处理

1. 尺桡骨MPR冠状位及矢状位重建　如图7-11所示。

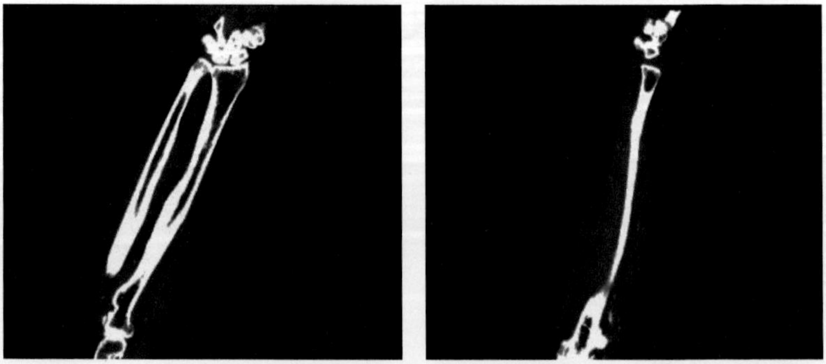

图7-11　尺桡骨MPR重建

2. 尺桡骨VR重建　如图7-12所示。

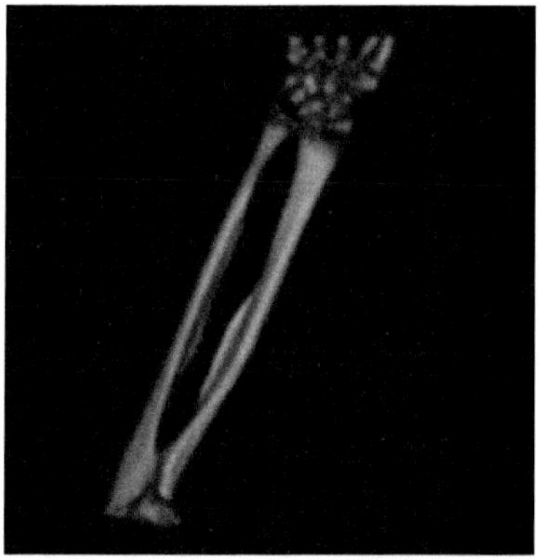

图7-12　尺桡骨VR重建

（刘　艳）

第五节　腕　关　节

一、检查前准备

1. 要求患者摘除检查部位含金属的物品（内、外固定除外）。

2. 增强检查须称患者体重。

二、扫描技术

1. 平扫

（1）体位：俯卧位、头先进。双臂上举平伸，手指并拢，手心向下，两中指末端连线与检查床中轴线垂直。

（2）定位：扫描定位像以正位像为主，侧位像为辅。

扫描起始线对准腕关节上缘。

（3）扫描范围：腕关节上缘至掌骨，包含腕关节（图7-13）。

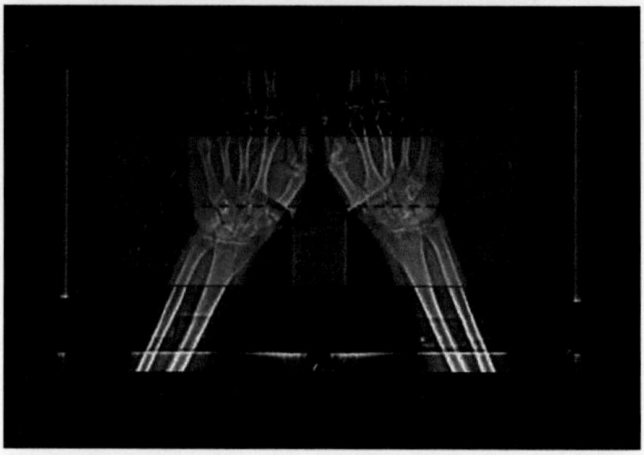

图7-13 腕关节定位像

2. 增强 使用浓度为300～370mg/ml的对比剂，依据患者体重以1ml/kg的比例注射，速率2～3ml/s，注射完后延迟一定时间再进行扫描，扫描延迟时间如下：动脉期延迟20～30秒；实质期延迟45～55秒。

3. 重建 重建层厚3mm，重组图像层厚≤1mm，层间隔≤层厚。重建算法：骨窗及软组织窗。

三、图像后处理

1. 腕关节MPR冠状位及矢状位重建 如图7-14所示。

2. 腕关节VR重建 如图7-15所示。

四、注意事项

检查时患者将前臂伸直于身体一侧，若无法伸直，

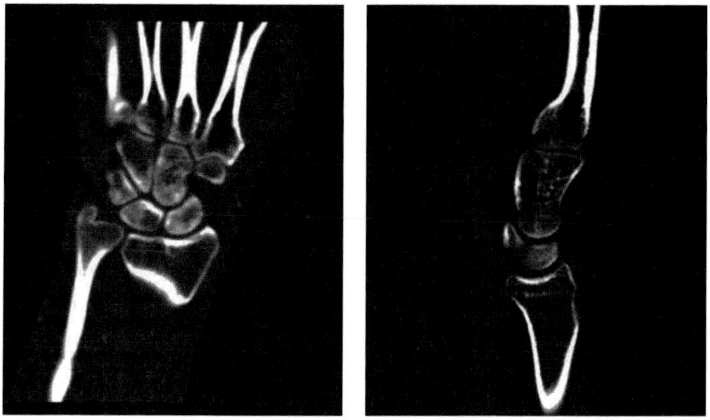

图7-14 腕关节的MPR重建

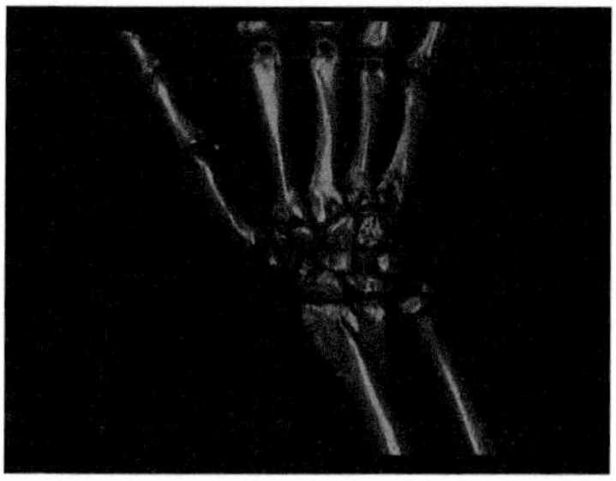

图7-15 腕关节的VR重建

也可以使肘关节翘曲，将腕关节置于腹部进行检查，利用MPR技术重建标准的横断位、冠状位、矢状位。

第六节 掌、指骨

一、检查前准备

1. 要求患者摘除检查部位含金属的物品（内、外固定除外）。

2. 增强检查须称患者体重。

二、扫描技术

1. 平扫

（1）体位：俯卧位、头先进。双臂上举平伸，手指并拢，手心向下，两中指末端连线与检查床中轴线垂直。

（2）定位：扫描定位像以正位像为主，侧位像为辅。扫描起始线对准腕关节上缘。

（3）扫描范围：腕关节上缘至指骨末端（图7-16）。

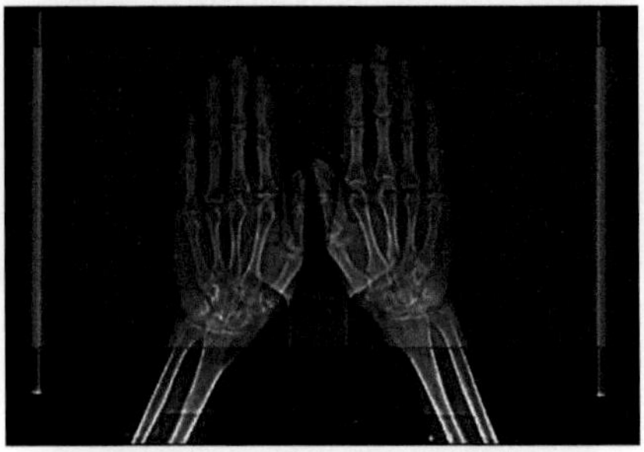

图7-16 掌、指骨定位像

2. 增强 使用浓度300～370mg/ml的对比剂，依据患者体重以1ml/kg的比例注射，速率2～3ml/s，注射完后延迟一定时间再进行扫描，扫描延迟时间如下：动脉期延迟20～30秒；实质期延迟45～55秒。

3. 重建 重建层厚3mm，重组图像层厚≤1mm，层间隔≤层厚。重建算法：骨窗及软组织窗。

三、图像后处理

1. 掌、指骨MPR冠状位及矢状位重建 如图7-17所示。

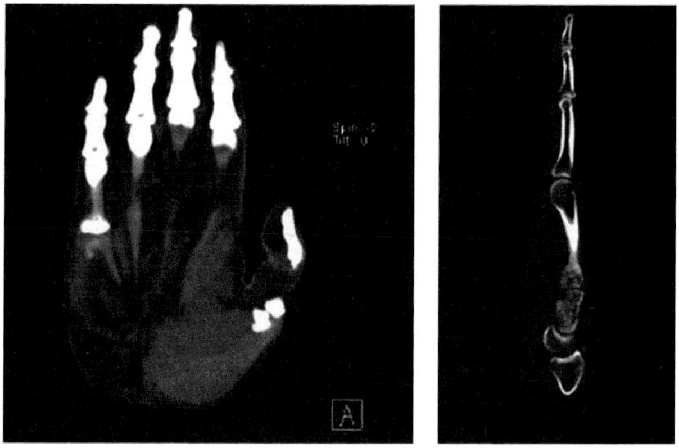

图7-17　掌、指骨的MPR重建

2. 掌、指骨VR重建　如图7-18所示。

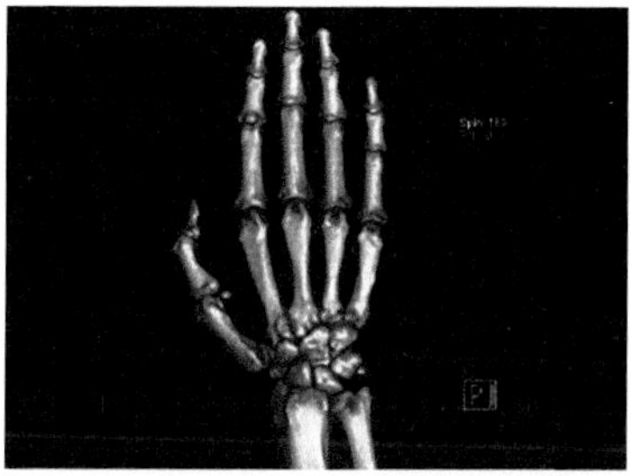

图7-18　掌、指骨的VR重建

四、注意事项

检查时患者将前臂伸直于身体一侧，若无法伸直，也可以使肘关节翘曲，将手置于腹部进行检查，利用MPR技术重建标准的横断位、冠状位、矢状位。

第七节　骨　　盆

一、检查前准备

1. 要求患者摘除骨盆部位含金属的物品（内、外固定除外），若衣物上有金属拉链，则更换或脱除裤子。

2. 增强检查须称患者体重。

3. 确保患者无检查禁忌证。

二、扫描技术

1. 平扫

（1）体位：仰卧位、头先进，双足尖向内侧旋转并拢，双上臂上举，身体躺平直。

（2）定位：扫描起始线对准髂前上棘上缘。

（3）扫描范围：从髂前上棘上缘至耻骨联合处下方（图7-19）。

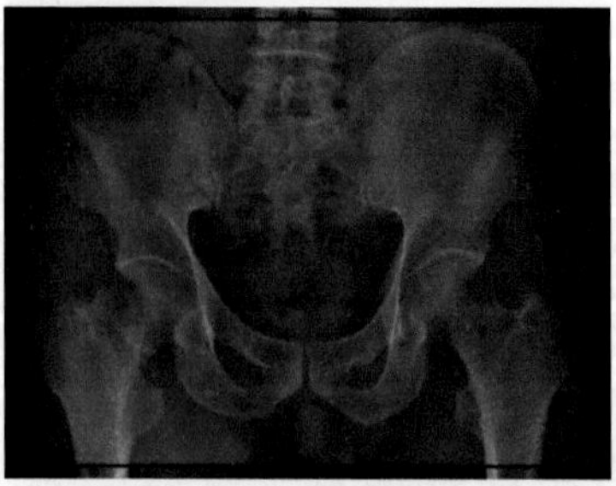

图7-19　骨盆定位像

2. 增强　使用浓度300～370mg/ml的对比剂，依据患者体重以1ml/kg的比例注射，速率2～3ml/s，注射完后延迟一定时间再进行扫描，扫描延迟时间如下：动脉期延迟20～30秒；实质期延迟45～55秒。

3. 重建　重建层厚5mm，重组图像层厚≤1mm，层间隔≤层厚。重建算法：骨窗及软组织窗。

三、图像后处理

1. 骨盆MPR冠状位及矢状位重建　如图7-20所示。

2. 骨盆VR重建　如图7-21所示。

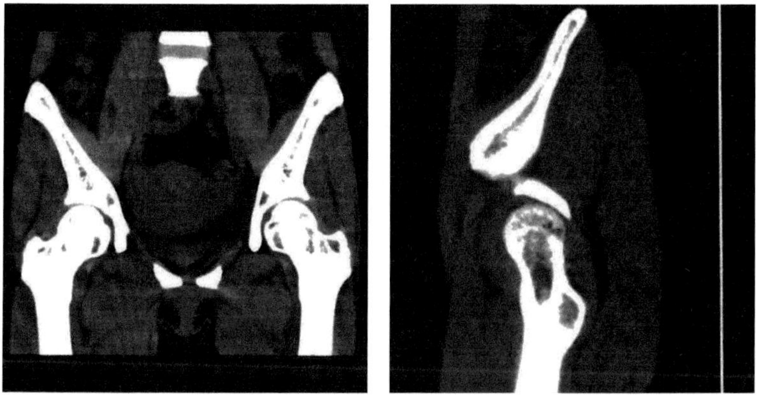

图7-20　骨盆的MPR重建

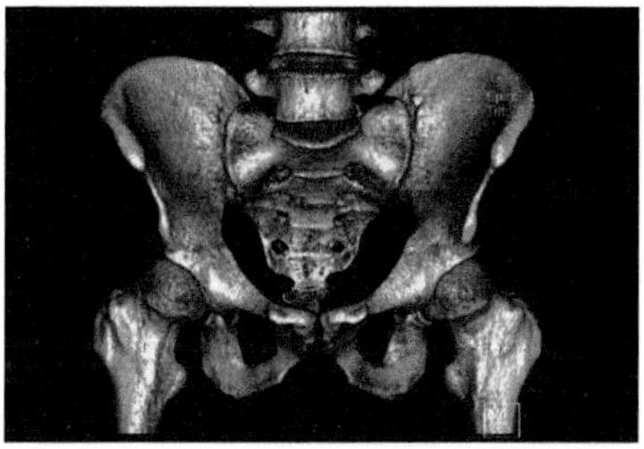

图7-21　骨盆的VR重建

四、注意事项

疑患者背部软组织异常时，可采用俯卧位以减少背部组织受挤压带来的结构变形。

第八节 髋 关 节

一、检查前准备

1. 要求患者摘除骨盆部位含金属的物品（内、外固定除外），若衣物上有金属拉链，则更换或脱除裤子。

2. 增强检查须称量患者体重。

3. 确保患者无检查禁忌证。

二、扫描技术

1. 平扫

（1）体位：仰卧位、头先进，双足尖向内侧旋转并拢，双上臂上举，身体躺平直。

（2）定位：扫描起始线对准髂前上棘。

（3）扫描范围：从髂前上棘至耻骨联合处下方（图7-22）。

2. 增强 使用浓度300～370mg/ml的对比剂，依

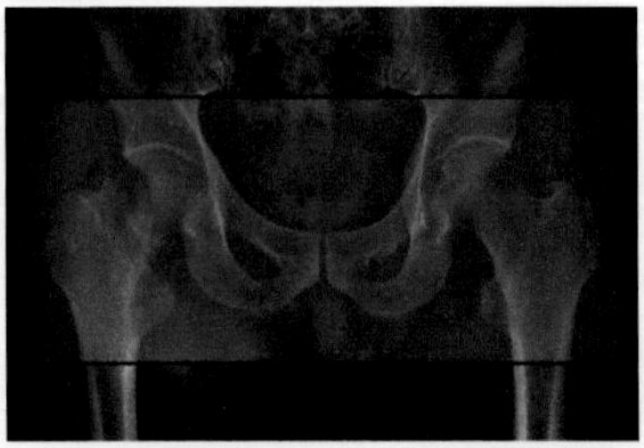

图7-22 髋关节定位像

据患者体重以1ml/kg的比例注射，速率2～3ml/s，注射完后延迟一定时间再进行扫描，扫描延迟时间如下：动脉期延迟20～30秒；实质期延迟45～55秒。

3. 重建　重建层厚3mm，重组图像层厚≤1mm，层间隔≤层厚。重建算法：骨窗及软组织窗。

三、图像后处理

1. 髋关节MPR冠状位及矢状位重建　如图7-23所示。

2. 髋关节VR重建　如图7-24所示。

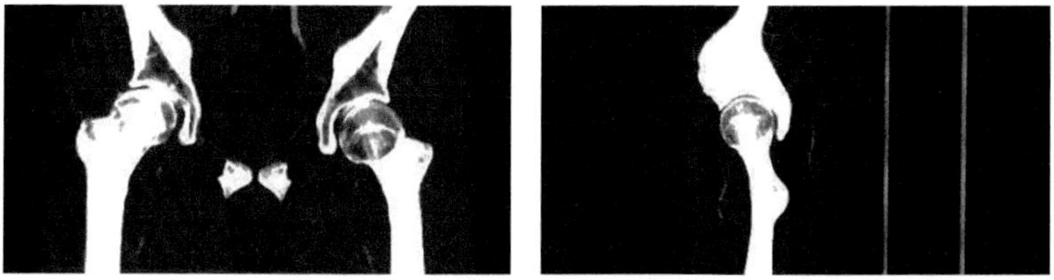

图7-23　髋关节的MPR重建

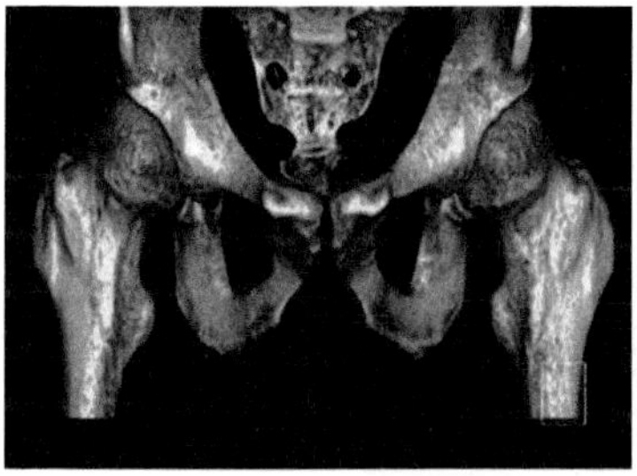

图7-24　髋关节的VR重建

四、注意事项

1. 疑患者背部软组织异常时，可采用俯卧位以减少背部组织受挤压带来的结构变形。

2. 髋关节必要时做斜面重建，在冠状面上平行于股骨颈长轴。

第九节　股骨/大腿

一、检查前准备

1. 要求患者摘除骨盆部位含金属的物品（内、外固定除外），若衣物上有金属拉链，则更换或脱除裤子。

2. 增强检查须称患者体重。

3. 确保患者无检查禁忌证。

二、扫描技术

1. 平扫

（1）体位：仰卧位，足先进，双上臂上举，身体躺平直，双下肢伸直并拢，足尖向上，双足跟连线与检查床中轴线垂直。

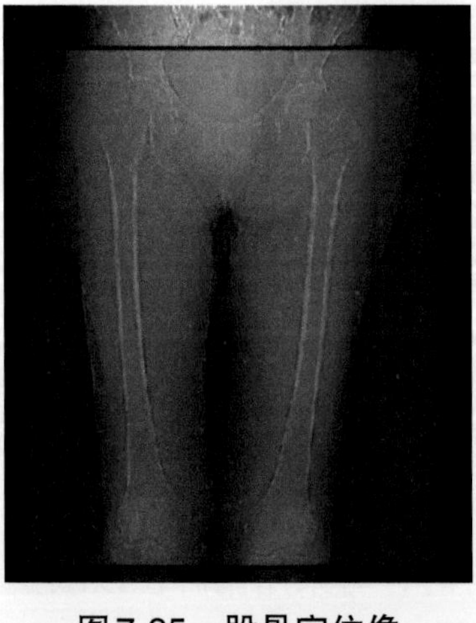

图7-25　股骨定位像

（2）定位：扫描起始线对准髂前上棘。

（3）扫描范围：从股骨头上缘至股骨远端与胫腓骨连接处（图7-25），扫描方向为头—足方向。

2. 增强　使用浓度300～370mg/ml的对比剂，依据患者体重以1ml/kg的比例注射，速率2～3 ml/s，注射完后延迟一定时间再进行扫描，扫描延迟时间如下：动脉期延迟20～30秒；实质期延迟45～55秒。

3. 重建　重建层厚5mm，重组图像层厚≤1mm，层间隔≤层厚。重建算法：骨窗及软组织窗。

三、图像后处理

1. 股骨MPR冠状位及矢状位重建　如图7-26所示。

2. 股骨VR重建　如图7-27所示。

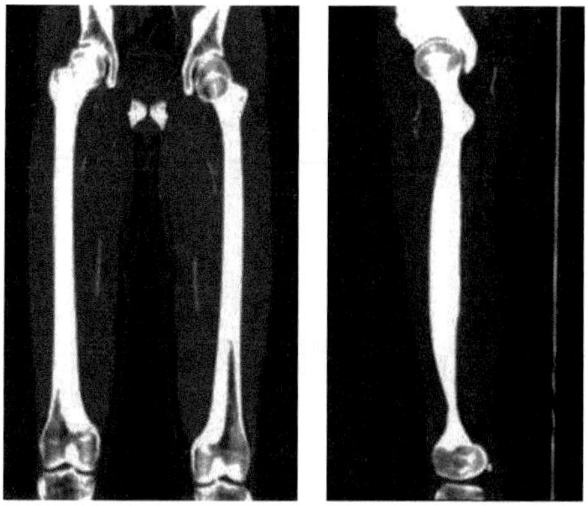

图7-26　股骨的MPR重建

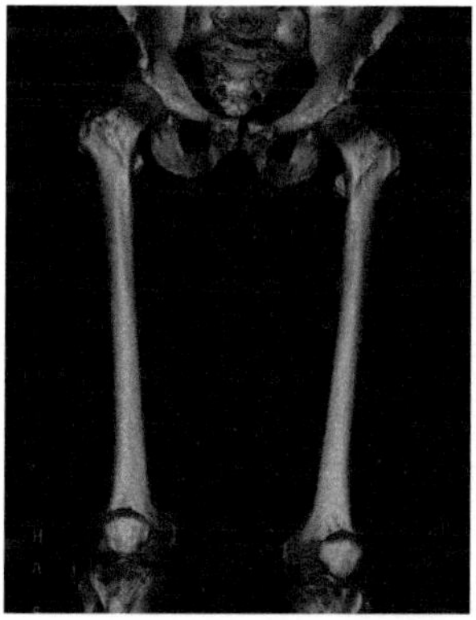

图7-27　股骨的VR重建

四、注意事项

必要时做斜冠状位重建，在轴位上平行于股骨颈长轴。

（罗朝亮）

第十节 膝 关 节

一、检查前准备

1. 要求患者摘除检查部位范围内所含金属物品。
2. 核实患者有没有造影禁忌证与对比剂过敏史。

二、扫描范围

1. 体位 脚先进、仰卧位，双手置于身体上方，双下肢伸直并拢，足尖向上，双足跟连线与检查床中轴线垂直。

2. 定位 定位股骨下段，范围包括整个膝关节，出床扫描。

三、扫描技术

1. 平扫 先行正位定位像扫描，而后根据定位像确定扫描范围执行CT平扫（图7-28）。扫描方向为头—足方向。

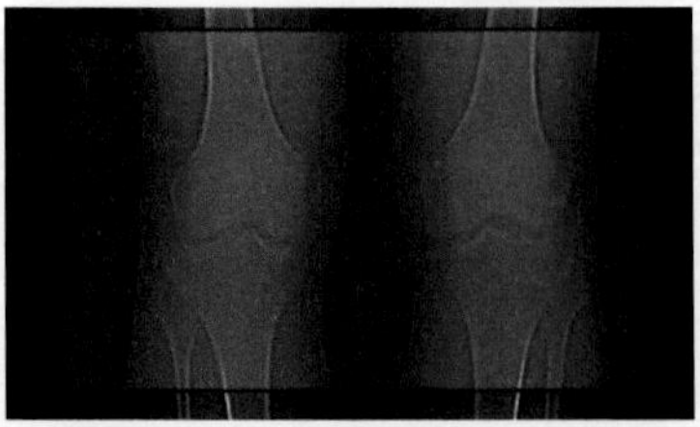

图7-28 膝关节定位像

2. 增强 采用静脉团注对比剂的方法，扫描延时50～60秒，速率2.5～3.0ml/s，对比剂总量60～70ml。

3. 膝关节冠状位、矢状位重建　见图7-29。

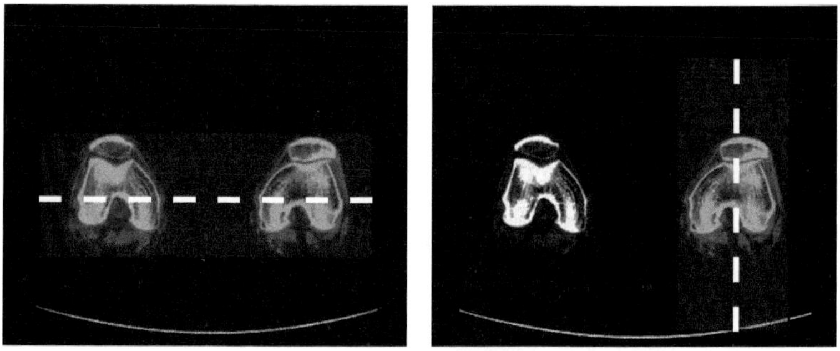

图7-29　膝关节冠状位及矢状位重建

4. 图像要求　图像包含软组织窗与骨窗，无明显运动伪影，增强效果明显。

四、注意事项

肿瘤病变较大者根据需要适当增加扫描范围；怀疑炎症的患者应增强延迟扫描。

第十一节　胫　腓　骨

一、检查前准备

1. 要求患者摘除检查部位范围内所含金属物品。
2. 核实患者有没有造影禁忌证与对比剂过敏史。

二、扫描范围

1. 体位　足先进、仰卧位，双手置于身体上方。

2. 定位　定位线定位于髌骨，出床扫描。

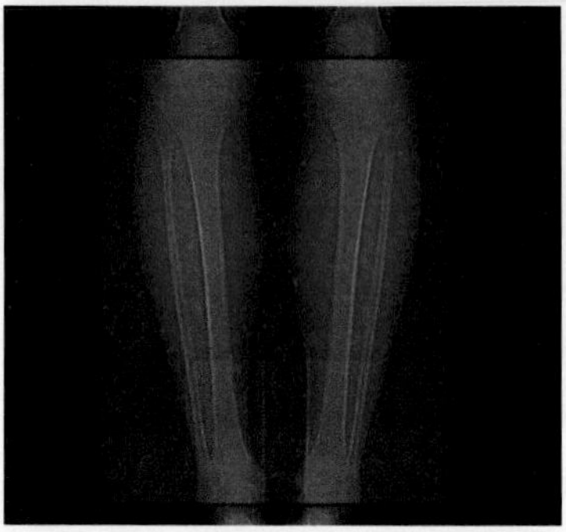

图7-30　胫腓骨扫描定位像

三、扫描技术

1. 平扫　先行正位定位像扫描，而后根据定位像确定扫描范围执行CT平扫（图7-30），扫描方向为头—足方向。

2. 增强　采用静脉团注对比剂的方法，扫描延时50～60秒，速率2.5～3.0ml/s，对比剂总量60～70ml。

3. 胫腓骨冠状位、矢状位重建　如图7-31所示。

4. 图像要求　无明显运动伪影，增强效果明显，包

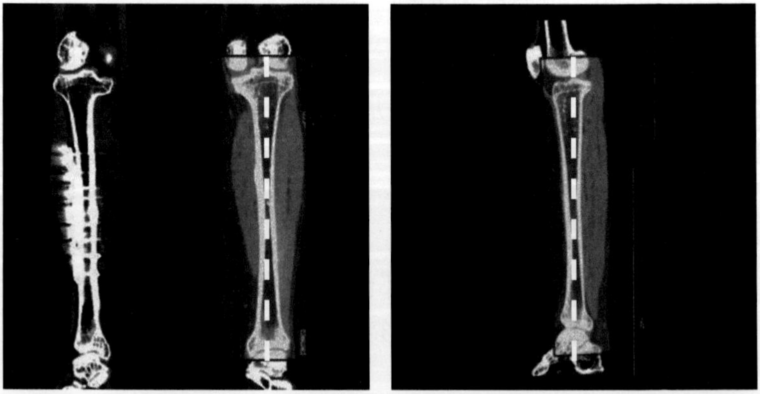

图7-31　胫腓骨冠状位及矢状位重建

全病灶。

四、注意事项

肿瘤病变较大者需要增大扫描范围，怀疑炎症的患者加延时扫描。

第十二节　踝　关　节

一、检查前准备

1. 要求患者摘除检查部位范围内所含金属物品。
2. 核实患者有没有造影禁忌证与对比剂过敏史。

二、扫描范围

1. 体位　足先进、仰卧位，双手置于身体上方。
2. 定位　定位线定位胫腓骨下段，出床扫描。

三、扫描技术

1. 平扫　先行侧位定位像扫描，而后根据定位像确定扫描范围执行CT平扫（图7-32）。扫描方向为头—足方向。

2. 增强　采用静脉团注对比剂的方法，扫描延时60～70秒，速率2.5～3.0ml/s，对比剂总量60～70ml。

3. 踝关节冠状位及矢状位重建　如图7-33所示。

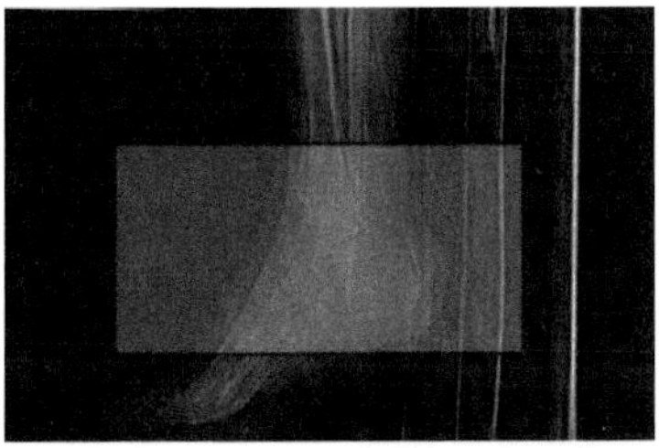

图7-32　踝关节定位像

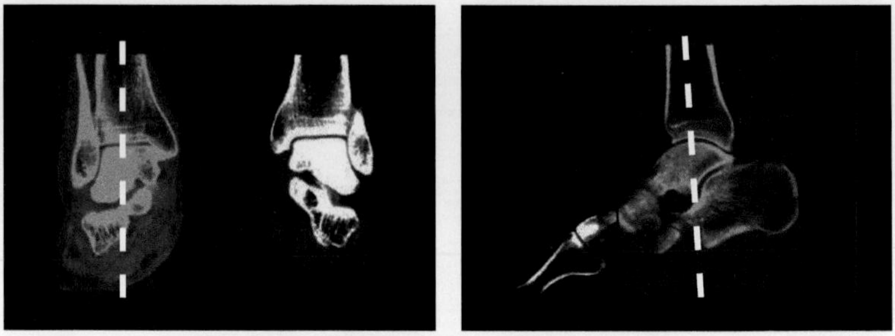

图7-33　踝关节冠状位及矢状位重建

4. 图像要求　无明显运动伪影，增强效果明显，包全病灶。

四、注意事项

肿瘤病变较大者需要增大扫描范围，怀疑炎症的患者加延时扫描。

第十三节　足　　部

一、检查前准备

1. 要求患者摘除检查部位范围内所含金属物品。
2. 核实患者有没有造影禁忌证与对比剂过敏史。

二、扫描范围

1. 体位　足先进，仰卧位，双手置于身体上方，双下肢弯曲，双足平踏于检查床面，双足纵轴相互平行且平行于检查床纵轴，双足间隔5cm，双足跟连线垂直于检查床中轴线。

2. 定位　定位线定位胫腓骨下段，出床扫描。

三、扫描技术

1. *平扫*　先行正位定位像扫描，而后根据定位像确定扫描范围（图7-34）。扫描方向为头—足方向。

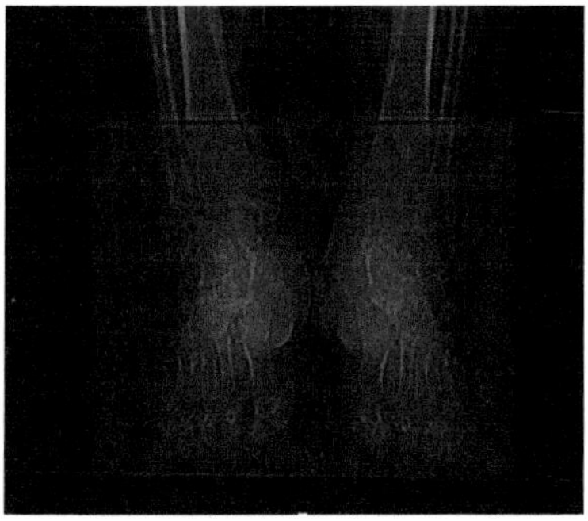

图7-34　足部扫描定位像

2. *增强*　采用静脉团注对比剂的方法，扫描延时60～70秒，速率2.5～3.0ml/s，对比剂总量60～70ml。

3. *足部冠状位及矢状位重建*　如图7-35所示。

4. *图像要求*　无明显运动伪影，增强效果明显，包

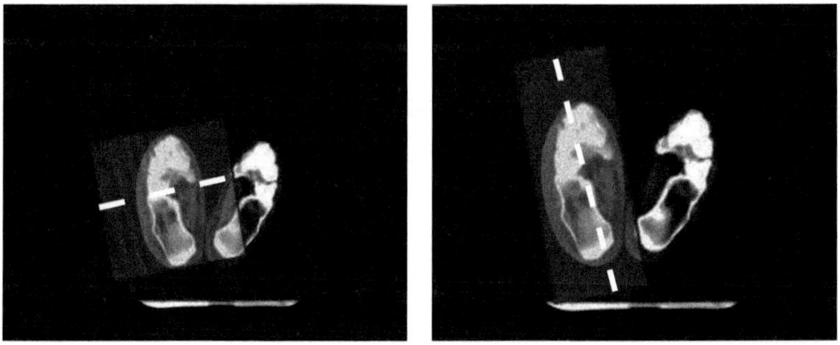

图7-35　足部冠状位及矢状位重建

全病灶。

四、注意事项

肿瘤病变较大者需要增加扫描范围，怀疑炎症的患者增加延时扫描。

（陈文迪）

附录一

CT对比剂使用知情同意书内容（推荐）

推荐CT对比剂使用知情同意书至少包含以下内容：

1. 患者信息：姓名、性别、年龄、ID号。

2. 使用对比剂的必要性。

3. 对比剂引起的不良反应。

4. 患者所需准备：告知过敏史、相关疾病史（如甲状腺功能亢进）、增强前后口服水化、增强后留观30分钟。

5. 填写“同意/不同意”，签字、日期。

以南方医科大学南方医院CT增强知情同意书为例。

南方医科大学南方医院

CT增强检查知情同意书

CT平扫后，为进一步提高病变的检出率及对疾病的定位定性诊断，需做CT增强检查，该检查使用的是碘对比剂，由于一次性注射量较大，注射速度快，患者可能出现以下不良反应。对这些反应的发生，医院已有相应的预防措施和急救办法，但也有极个别患者会发生严重反应。

可能出现以下不良反应：

（1）轻度反应：皮肤潮红、头痛恶心、轻度呕吐、荨麻疹，占3%～3.9%。

（2）中度反应：反复重度呕吐，面部水肿，轻度喉头水肿，轻度支气管痉挛，轻度和暂时性血压下降，占1%～1.6%。

（3）重度反应：休克惊厥，重度喉头水肿，占0.01%～0.06%。

（4）死亡：严重过敏反应死亡的占（25 ～ 75）/100万。

（5）高压注射过程可能出现造影剂渗漏导致肿胀疼痛。

（6）肾功能损害：多为一过性，极少患者，特别是肾功能不全者，可能会造成永久性肾功能损害。

（7）现代医疗手段尚难预知以及其他发生率极低的不良反应。

过敏反应多在注药后20分钟内出现，您应在检查结束30分钟后再离开CT候诊室。如出现上述对比剂不良反应，应该及时告知医护人员。若离院后出现不适，应速在就近医院诊治。

如同意上述对比剂增强扫描检查，请患者或亲属在同意书上签字。

患者签名____________

患者亲属签名___________与患者关系____________

签名日期________年____月____日

附录二

CT对比剂不良反应处理

一、CT对比剂不良反应处理原则

	急性不良反应	迟发性不良反应
处理原则	（1）检查室必备一线急救药物及设备 （2）过敏样反应的治疗策略和方案 1）轻度过敏样反应：严密观察 2）中度过敏样反应：积极进行对症药物治疗和严密观察 3）重度过敏样反应：及时进行临床辨识和抢救	与其他药物所致皮肤反应相似的对症处理，如给予抗组胺药、局部用类固醇类药物和润肤药

二、CT对比剂不良反应的处理

	急性不良反应（＜1小时）
恶心/呕吐	（1）中度，一过性：支持性治疗 （2）重度，长时间的：应考虑使用适当的止吐药（如恩丹西酮、茶苯海明）
荨麻疹	（1）散发的、一过性：支持性治疗及观察 （2）散发的、长时间的：应考虑采用适当的抗组胺（H_1）治疗药物（如氯马斯汀），首选静脉给药（在没有其他治疗选择且需及时治疗的情况下，可选择肌内注射给药）。可能会出现嗜睡和（或）低血压

续表

急性不良反应（＜1小时）	
	（3）严重的：考虑使用肾上腺素；成人1∶1000，0.1～0.3ml（0.1～0.3mg）静脉注射；儿童，0.01mg/kg，静脉注射，最高不超过0.3mg。根据需要重复给药。如无法静脉给药，则可肌内注射或骨内注射给药
喉头水肿	（1）面罩吸氧（6～10L/min） （2）静脉注射肾上腺素：成人（1∶1000），0.1～0.3ml（0.1～0.3mg），根据需要重复给药 （3）通过复苏小组进行气管插管 （4）静脉注射皮质类固醇类药物，如泼尼松龙250mg
支气管痉挛	（1）面罩吸氧（6～10L/min） （2）使用计量剂量吸入器吸入β_2受体激动剂，深吸2～3次（如沙丁胺醇） （3）根据血压和严重程度，静脉注射肾上腺素 血压正常 1∶1000，0.1～0.3ml（0.1～0.3mg）（冠状动脉疾病或老年患者减少给药剂量），儿童用药：0.01mg/kg；最高剂量：0.3mg 血压下降（收缩压＜90mmHg） 1∶1000，0.5ml（0.5mg）；儿童：0.01mg/kg，最高剂量：0.3mg （4）静脉注射皮质类固醇类药物，如泼尼松龙250 mg （5）后继治疗：复苏小组
癫痫，抽搐	地西泮 5～10mg，直肠给药（或静脉注射）；或其他备选药物（如可用）：劳拉西泮2mg
过敏样全身反应	（1）联系复苏小组 （2）如需要，可进行气道内吸引操作 （3）如有低血压，可抬高患者下肢 （4）面罩吸氧（6～10L/min） （5）静脉注射肾上腺素：成人（1∶1000），0.1～0.3ml（0.1～0.3mg）。根据需要重复给药。儿童0.01 mg/kg，最高剂量不超过0.3mg

续表

	急性不良反应（＜1小时）
	（6）快速静脉补液（如生理盐水或乳酸林格液） （7）静脉注射皮质类固醇类药物，如泼尼松龙250mg （8）H_1受体阻滞剂，如苯海拉明25～50mg，静脉注射
	迟发性不良反应（1小时至7天）
对比剂外渗	在多数情况下保守管理已足以满足要求 － 患肢抬高 － 冰敷 － 密切监测 如怀疑伤情严重，外科就诊

彩 插

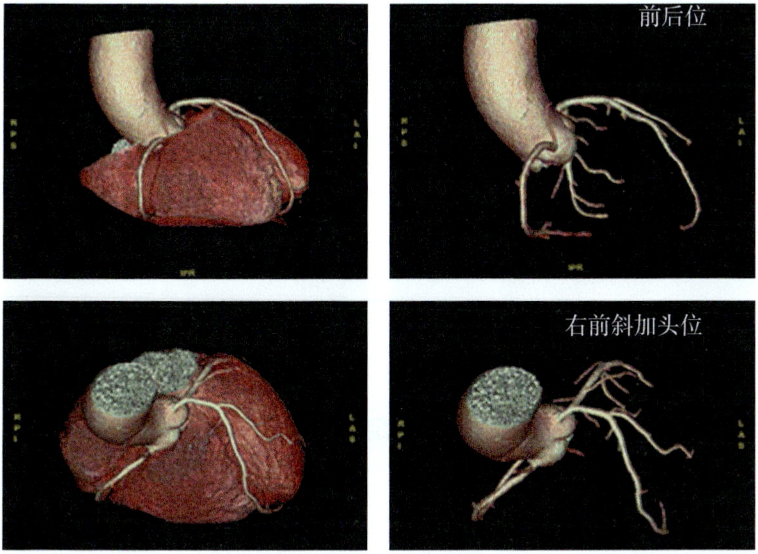

图4-8 冠状动脉VR重建前后位与右前斜加头位图（彩插1）

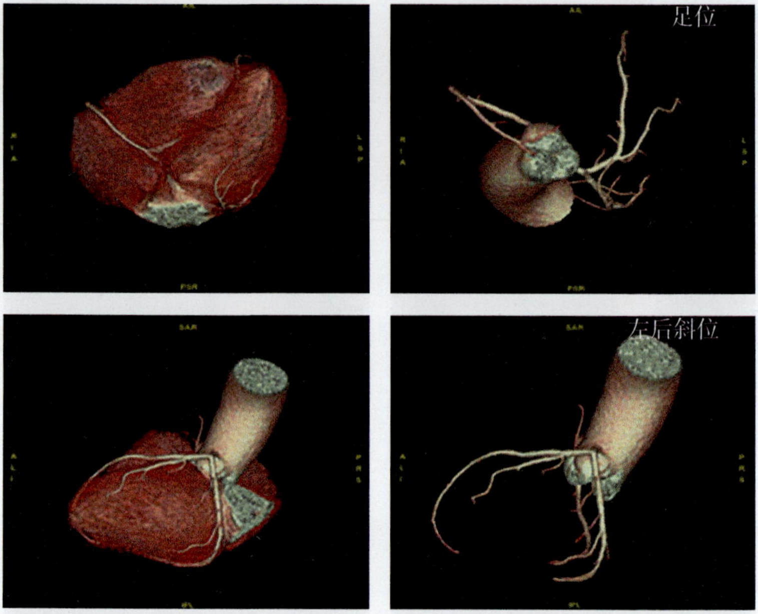

图4-9　冠状动脉VR重建足位与左后斜位图（彩插2）

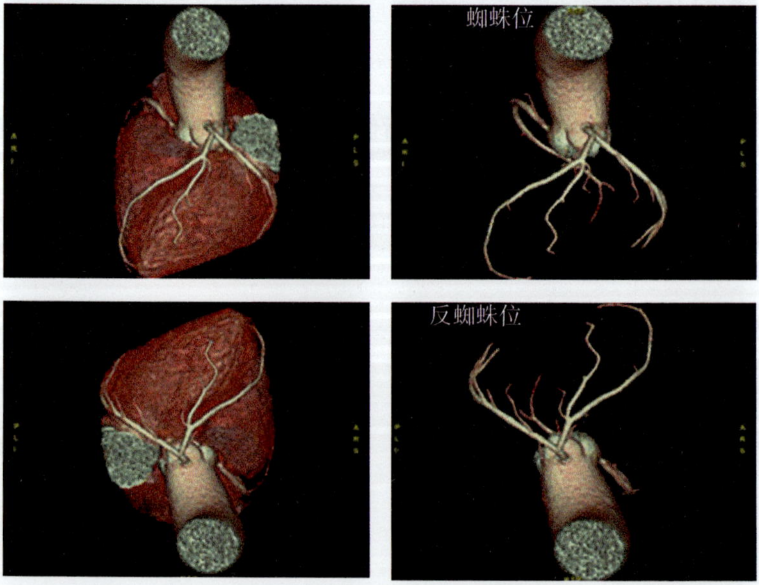

图4-10　冠状动脉VR重建蜘蛛位与反蜘蛛位（彩插3）

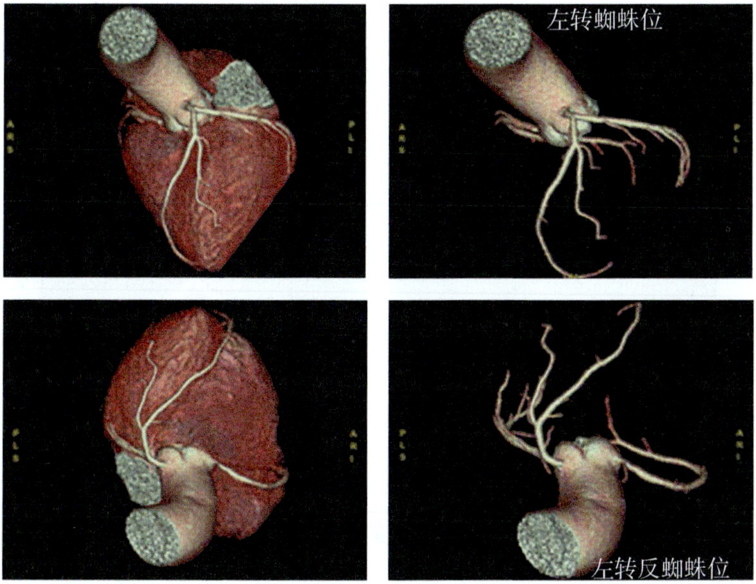

图4-11　冠状动脉VR重建左转蜘蛛位与左转反蜘蛛位（彩插4）

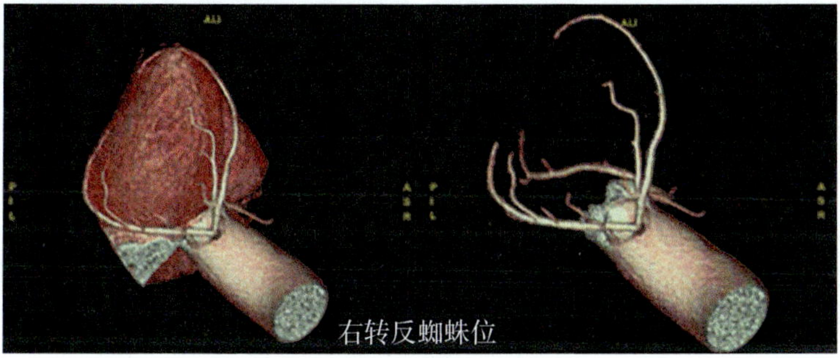

图4-12　冠状动脉重建的VR标准体位（彩插5）

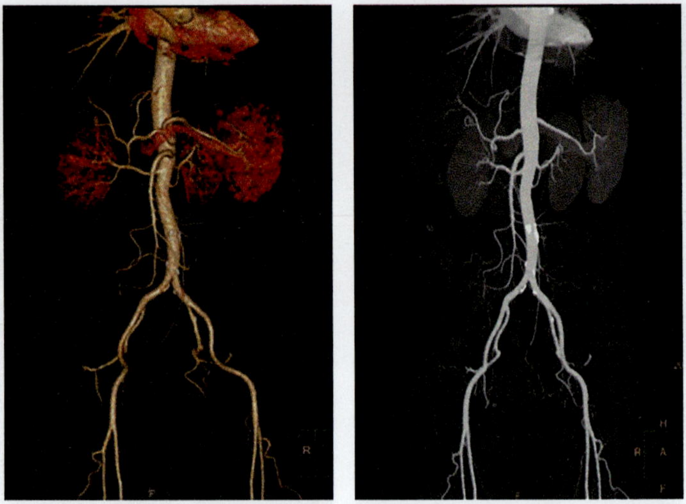

图4-21　腹主动脉的VR重建（彩插6）

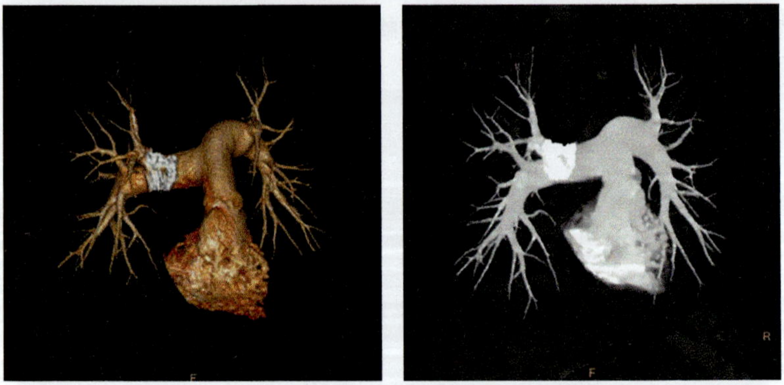

图4-26　肺动脉的VR重建（彩插7）

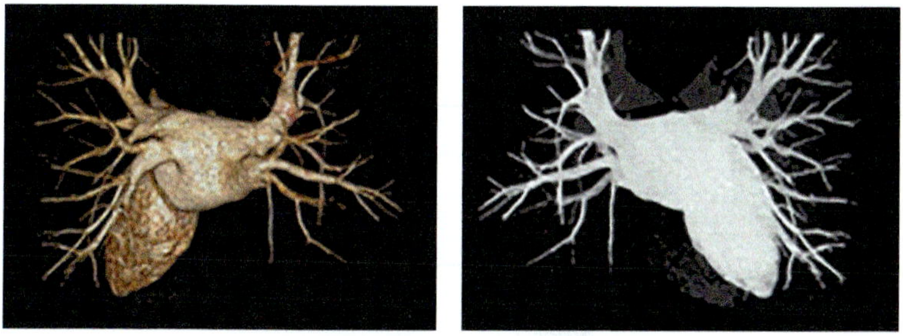

图4-31　肺静脉的VR重建（彩插8）

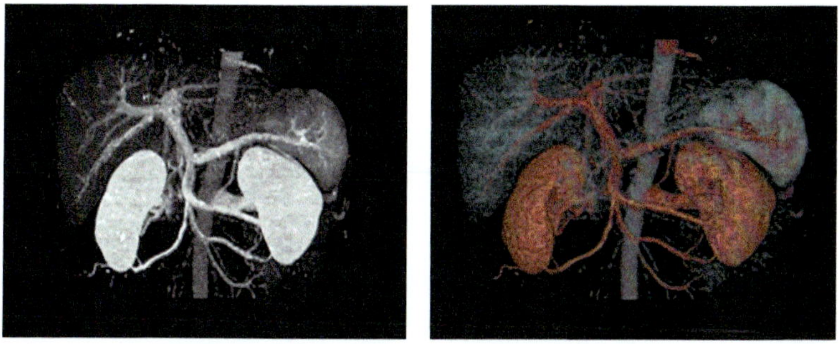

图4-35　门静脉的VR重建（彩插9）

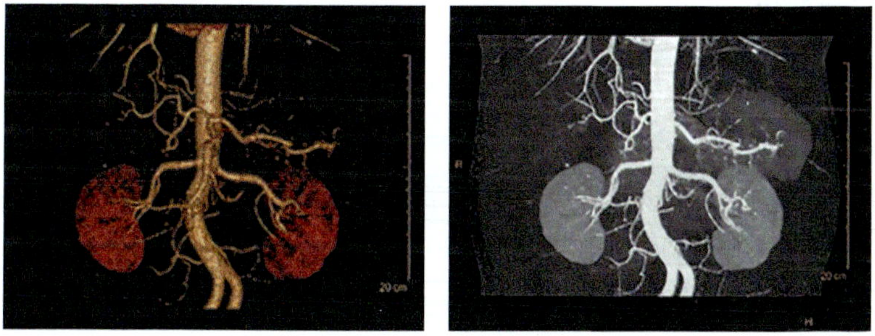

图4-40　肾动脉的VR重建（彩插10）